Melanie Kentenich
Gudrun Schmitt

Praxisanleitercurriculum

Ein Konzept für alle Bundesländer –
Ist das möglich?

disserta Verlag

Kentenich, Melanie; Schmitt, Gudrun: Praxisanleitercurriculum. *Ein* Konzept für alle Bundesländer – Ist das möglich?, Hamburg, disserta Verlag, 2018

Buch-ISBN: 978-3-95935-464-6
PDF-eBook-ISBN: 978-3-95935-465-3
Druck/Herstellung: disserta Verlag, Hamburg, 2018

Bibliografische Information der Deutschen Nationalbibliothek:
Die Deutsche Nationalbibliothek verzeichnet diese Publikation in der Deutschen Nationalbibliografie; detaillierte bibliografische Daten sind im Internet über http://dnb.d-nb.de abrufbar.

© disserta Verlag, Imprint der Diplomica Verlag GmbH
Hermannstal 119k, 22119 Hamburg
http://www.disserta-verlag.de, Hamburg 2018
Printed in Germany

Inhaltsverzeichnis

Zuordnung der Autorinnen zu den Kapiteln

Teil A / Kapitel	
3	Schmitt, Gudrun
4.1. - 4.4.2	Schmitt, Gudrun
4.4.1	Kentenich, Melanie
	Schmitt, Gudrun
5.1. - 5.4.	Kentenich, Melanie
6.1. – 6.4.	Kentenich, Melanie
6.2.3.	Schmitt, Gudrun
6.2.4.	Kentenich, Melanie
	Schmitt, Gudrun
7.1. - 7.3	Schmitt, Gudrun

Alle anderen Kapitel, sowie der gesamte Teil B wurden in gemeinsamer Arbeit erstellt.

Abbildungsverzeichnis

Tabellenverzeichnis

1 Einleitung

Seit 2003 schreiben die Berufsgesetze für die Berufe in der Gesundheits- und Krankenpflege, Gesundheits- und Kinderkrankenpflege sowie in der Altenpflege die systematische und zielorientierte Anleitung der Auszubildenden durch Mitarbeiter mit einer berufspädagogischen Weiterbildung vor. Länderspezifische Weiterbildungsempfehlungen und divergierende curriculare Grundlagen prägen hierbei ein heterogenes Bild in der Weiterbildung von Praxisanleitern.

Den Ausgangspunkt für die vorliegende Arbeit bildet die langjährige Tätigkeit beider Autorinnen als Praxisanleiter in der Pflege. Sie arbeiteten mehrere Jahre als Gesundheits- und Kinderkrankenpflegerin auf einer interdisziplinären Kinderstation sowie als Fachkrankenschwester im nephrologischen Fachbereich in einer ambulanten Dialyseeinrichtung. Die Arbeit mit Auszubildenden aus der beruflichen Erstausbildung und die Praxisanleitung für Pflegekräfte in der Fachweiterbildung waren in dieser Zeit, neben dem pflegerischen Alltag, ihr zentraler Aufgabenbereich.

Im September 2015 veröffentlichte die Deutsche Krankenhausgesellschaft (DKG) eine Empfehlung für die Weiterbildung zur Praxisanleitung, die in ihrem Aufbau eine modulare Struktur aufweist. Dadurch wird es ermöglicht, einzelne Module aus anderen Weiterbildungsmaßnahmen der DKG anzurechnen und die Dauer der Weiterbildung zum Praxisanleiter um die Hälfte zu verkürzen. Dieser Vorschlag ermöglicht den Einrichtungen bei der Weiterqualifizierung ihrer Mitarbeiter zum Praxisanleiter eine deutliche Einsparung personeller und finanzieller Ressourcen. Da beide Autorinnen nun in der Aus-, Fort- und Weiterbildung von Pflegekräften beschäftigt sind, die Weiterbildung zur Praxisanleitung eingeschlossen, war ihr Interesse an dieser neuen Entwicklung geweckt.

Ein weiterer Beweggrund zur Erstellung der vorliegenden Arbeit ist die eigene, selbsterlebte Weiterbildung zur Praxisanleitung. Darin wurde der Entwicklung der notwendigen professionellen Haltung, die zur Erfüllung dieser zentralen Schlüsselposition in der Ausbildung von Pflegekräften erforderlich ist, nicht ausreichend Raum gegeben.

Ziel ist die Konstruktion eines auf den DKG Empfehlungen basierenden Curriculums, welches all jenen Bundesländern, die über keine landesrechtliche Ordnung verfügen, zur unterrichtlichen Vorbereitung dienen soll. Dabei wird der modulare Aufbau übernommen, um eine Öffnung und Flexibilisierung der Bildungswege zu ermöglichen.

Ein weiteres Ziel ist es zu überprüfen, ob in der Empfehlung der DKG auf die Identifikation der Weiterbildungsteilnehmer mit ihrer Rolle als Praxisanleiter in besonderem Maße geachtet wurde.

In der vorliegenden Arbeit erfolgt eine Gliederung in drei Teile.

Im ersten Teil A werden die allgemeine Relevanz und die Bedeutung von Praxisanleitung dargelegt. Neben veränderten gesellschaftlichen Ansprüchen an professionell Pflegende, spielen auch bildungspolitische Entwicklungen auf nationaler und internationaler Ebene eine ausschlaggebende Rolle für die Begründung und die Wahl des Themas. Dieser analytische Teil der Arbeit bildet die Grundlage dafür, dass im zweiten Teil B eine Auseinandersetzung mit dem Prozess der Curriculumkonstruktion erfolgt. Theoriegeleitet wird dort der Aufbau und die Verwendung der einzelnen Curriculumeinheiten erfolgen, sodass die Darstellung der konkreten Module und Moduleinheiten, die zur Planung der Lehr- Lerneinheiten dienen, den Abschluss dieses Teils der Arbeit bilden. Das methodische Vorgehen wird dabei zu Beginn der jeweiligen Teile A und B dargelegt.

In Teil C erfolgt eine kritische Reflexion des Prozesses dieser Arbeit sowie ein Ausblick auf den Einsatzbereichs des Curriculums.

2 Literaturrecherche

In diesem Kapitel wird dargestellt, in welchem Zeitraum, in welchen Datenbanken und mit welchen Verfahren die Literaturrecherche zu diesem Buch stattgefunden hat. Die einzelnen Bibliotheken und Datenbanken werden aufgelistet, es wird erläutert, welche Suchbegriffe für die Recherche benutzt wurden und welche Booleschen Operatoren verwendet wurden, damit eine nachvollziehbare Darstellung der Ergebnisse erfolgen kann.

Ausgehend von der DKG-Empfehlung für die Weiterbildung zur Praxisanleitung vom 29. September 2015, die die Grundlage für die vorliegende Arbeit darstellt, fand eine systematische Literaturrecherche statt.

Zu Beginn der Auseinandersetzung stand eine orientierende Literatursuche, die Schwerpunktmäßig darin bestand, bereits vorhandene Curricula für die Weiterbildung zur Praxisanleitung und damit in Verbindung stehende Gesetze zu sichten. Diese Recherche fand hauptsächlich in dem Zeitraum zwischen November 2016 und Januar 2017, mit Hilfe der Internetsuchmaschine Google™ statt. Die für diese Veröffentlichung als bedeutsam erachteten Curricula werden innerhalb des folgenden Buches analysiert und finden teilweise im konzeptionellen Teil Anwendung. Nach dieser orientierenden Suche und den damit gewonnenen Einblicken, konnte die Ermittlung konkretisiert werden.

Eine weiterführende Literaturrecherche erfolgte im Zeitraum zwischen Februar und März 2017 und wurde hauptsächlich in den Datenbanken LIVIVO, CINAHL, Cochrane Library und im Bibliothekskatalog OPAC der katholischen Hochschule Nordrhein- Westfalen durchgeführt. Die folgenden Suchwörter waren dabei leitend: Praxisanleitung, Curriculum, Bologna-Prozess, Kopenhagen-Prozess, Europäischer Qualifikationsrahmen, Deutscher Qualifikationsrahmen, Deutsche Krankenhaus Gesellschaft, Lernergebnisse.

Aufgrund der sehr hohen Trefferzahl, beispielsweise ergab das Suchwort „Curriculum" in der Bibliothek Livivo 119.790 Treffer, wurden die Suchwörter mit Hilfe der Verwendung Boolescher Operatoren miteinander verknüpft. Hierdurch konnte die Fülle der Veröffentlichungen auf ein realistisches Maß beschränkt werden. Curriculum AND Praxisanleit* ergab daraufhin lediglich 29 Treffer. Verschiedene Suchwörter wurden mit Trunkierungen versehen, um so auch unterschiedliche Schreibweisen abbilden zu können (z.B. Praxisanleit*, Modul*). In dieser Art und Weise fand die notwenige Reduktion der ermittelten Treffer in sämtlichen Datenbanken statt.

An die Gesundheitsministerien der Bundesländer, in denen keine landesrechtliche Verordnung für die Weiterbildung zur Praxisanleitung recherchiert werden konnte, wurde Anfang Februar 2017 eine E-Mail versandt. Sie erhielt die Bitte, eine Aussage darüber zu erhalten, auf Grund welcher Verordnungen/ Gesetze in dem jeweiligen Bundesland die Praxisanleiterweiterbildung geregelt ist. Einige Ministerien wurden wiederholt angeschrieben, mit dem Resultat, dass Anfang Mai 2017 eine Aussage zu einer landesrechtlichen Verordnung aus allen Bundesländern vorlag.

Um das systematische Vorgehen zu komplettieren, erfolgte im weiteren Verlauf eine Sichtung relevanter Publikationen anhand des Schneeballprinzips. So konnten aus Literaturangaben, Quellenverzeichnissen und Internetrecherchen bedeutsame Treffer aus dem Bereich der Kultusministerkonferenzen generiert werden.

Ergänzend fand eine ausgiebige Suche nach relevanter Literatur in der schuleigenen Bibliothek der Karl Borromäus Schule Bonn statt. Hierdurch konnten weitere Artikel aus Fachzeitschriften und Fachbüchern in diese Arbeit einfließen.

Mitschriften aus nicht veröffentlichten Vorlesungsunterlagen aus dem Studiengang Master Lehrer/in Pflege und Gesundheit der katholischen Hochschule Nordrhein-Westfalen fanden ebenfalls in dieser Arbeit Beachtung.

Teil A

3 Methodik der Arbeit

In diesem Teil der Arbeit werden Texte und Dokumente nach Regeln der hermeneutischen Textinterpretation analysiert. Ausgehend von veränderten gesellschaftlichen Anforderungen an die Pflegeberufe, die eine Erneuerung der entsprechenden Ausbildungsgesetze zur Folge hatte, werden deren Ausbildungs- und Prüfungsverordnungen analysiert. Schwerpunkt der Betrachtung liegt dabei auf den Vorgaben des Gesetzgebers bzgl. der Zusatzqualifikation zum Praxisanleiter.[1] Es erfolgt eine Bestandsaufnahme, wie diese berufspädagogische Zusatzqualifikation zurzeit in Deutschland umgesetzt wird und ob bereits Dokumente vorliegen, die als curriculare Richtlinien dienen können. Die Aufgaben- und Verantwortungsbereiche der Praxisanleiter werden untersucht und deren berufliches Handlungsfeld beleuchtet.

Anschließend wird die Weiterbildungsempfehlung der DKG (Deutsche Krankenhaus Gesellschaft) vom 29. September 2015 analysiert. Hierbei findet der Vorschlag des modularen Aufbaus, der sowohl im Rahmen der europäischen als auch der deutschen Bildungspolitik begründet ist, besondere Beachtung. Bei der Evaluation werden empirische Belege kritisch hinterfragt, um bei möglichen Brüchen die Weiterbildungsempfehlung konkretisieren zu können.

In diesem Buch erfolgt eine Beschränkung der Analyse auf die Betrachtung der Ausbildung zum Praxisanleiter in den klassischen Pflegeberufen der Gesundheits- und Krankenpflege, Gesundheits- und Kinderkrankenpflege sowie der Altenpflege.

Die Darstellung grundlegender Begriffe der Curriculumforschung und die Analyse unterschiedlicher situations- und kompetenzorientierter Theorien,

---

[1] Aus Gründen der besseren Lesbarkeit wird lediglich die männliche Form verwendet. Das weibliche Geschlecht ist damit stets inbegriffen.

die zur Entwicklung eines Curriculums hilfreich erscheinen, bilden den Abschluss dieses analytisch-hermeneutischen Teils der Arbeit.

Auf dieser Grundlage aufbauend, erfolgt im zweiten Teil der Arbeit die Konstruktion des Curriculums zur Praxisanleiterweiterbildung.

4 Anforderung an die Pflegepraxis und an die Praxisanleitung

Demografische und sozialstrukturelle Veränderungen führten in den letzten Jahren dazu, dass sich die Anforderungen an die Aufgabenbereiche professionell Pflegender verändert haben. Sie führten dazu, dass Ausbildungsvorgaben einschließlich ihrer Ausbildungs- und Prüfungsverordnungen erneuert wurden. Um den veränderten Ansprüchen der normativen Vorgaben gerecht zu werden, wurde es notwendig eine verbesserte Verknüpfung von theoretischer und praktischer Ausbildung sicherzustellen. So fordert der Gesetzgeber erstmals in unterschiedlichen Pflegeberufen ausdrücklich eine berufspädagogische Zusatzqualifikation zum Praxisanleiter.

Das folgende Kapitel erläutert die Dynamik der Ansprüche an die professionell Pflegenden im Kontext zum gesellschaftlichen Wandel. Das Resultat daraus sind veränderte Ausbildungsgesetze, die unter anderem der Funktion der Praxisanleitung in der Pflege eine höhere Bedeutung beimessen.

Daher werden im ersten Schritt die soziodemographische Veränderung und deren Auswirkung auf das Pflegehandeln beschrieben. Als Zweites erfolgt die Analyse, wie sich diese Veränderung auf der Ebene der aktuell geltenden Aus- und Weiterbildungsgesetze niederschlagen, um daraufhin im dritten Schritt die Funktion und Bedeutung der Praxisanleitung näher beleuchten zu können.

4.1 Veränderte gesellschaftliche Anforderungen an professionell Pflegende

Gesellschaftliche Entwicklungen des Sozial- und Gesundheitswesens, wie demographische Alterung oder die gezielte Ökonomisierung des Gesundheitswesens, stellen neue Anforderungen an die Qualität professionell Pflegender.[2]

Die Verschiebung der Alterspyramide mit einer Zunahme alter und hochbetagter Menschen führt zu einem erhöhten Bedarf an professioneller Hilfe. So wird die Anzahl alter Menschen (65- 80 Jahre) im Jahr 2050 auf etwa 12.9 Millionen geschätzt, was einen Bevölkerungsanteil von 14,5% entspricht, die Anzahl der Hochbetagten (>80 Jahre) wird im gleichen Jahr auf etwa 9,9 Millionen bzw. ca. 13% der Bevölkerung in Deutschland geschätzt.[3] Daraus resultierend wird sich das Krankheitsspektrum der Bevölkerung in Richtung chronischer und degenerativer Erkrankungen verschieben und Veränderungen in der Ausbildung professionell Pflegender nach sich ziehen.

Der verstärkte Ausbau der ambulanten Versorgung sowie die Einführung des neuen Entgeltsystems in der stationären Versorgung, auf der Basis des Gesundheitsstrukturgesetzes von 1992, führten ebenfalls dazu, dass sich Organisationsstrukturen und Finanzierungsmöglichkeiten im Gesundheitswesen grundlegend änderten. Dem Bedarf an Beratung und Prävention im Aufgabengebiet Pflegender kommt seitdem eine erhöhte Bedeutung zu.[4]

Demzufolge steigen mit der Ausweitung der gesellschaftlich definierten Aufgaben, kontinuierlich die Anforderungen an die Kompetenzen Pflegender. Dazu gehört beispielsweise, dass professionell Pflegende Menschen mit Pflegebedarf in ihren eigenen Systemen verstehen und allen Systemmitgliedern passende Unterstützung anbieten. Ebenso muss eine ho-

---

[2] vgl. Deutscher Bildungsrat für Pflegeberufe (2017), S. 5.
[3] vgl. Statistisches Bundesamt (Zugriff am 28.03.2017).
[4] vgl. Deutscher Bildungsrat für Pflegeberufe (2007), S. 5.

he pflegerische Versorgungsqualität gewährleistet werden, die sich stets an den aktuellen wissenschaftlichen Erkenntnissen orientiert.[5]

Dies löste neue Gesetzgebungsverfahren und eine Veränderung nachfolgender Strukturen aus.

So führte die Novellierung des Kranken-, Kinderkranken- und Altenpflegegesetzes vor mehr als zehn Jahren zu grundlegenden Wandlungen, die im Folgeneden skizziert werden.

4.2 Veränderte Ausbildungsprozesse in den Pflegeberufen

Die Ausbildung in den drei Pflegeberufen - Gesundheits- und Krankenpflege, Gesundheits- und Kinderkrankenpflege und Altenpflege - nimmt in der beruflichen Bildung eine Sonderstellung ein, da das für Berufsschulen und Berufsfachschulen geltende Berufsbildungsgesetz (BBiG) nicht angewendet werden kann. Dieses Gesetz regelt die betriebliche Berufsausbildung und liegt in dem Verantwortungsbereich des Bundesministeriums für Bildung und Wissenschaft.

Die Ausbildung der Pflegeberufe ist in Deutschland durch zwei unterschiedliche Bundesgesetze geregelt. Hier ist das Bundesgesundheitsministerium für die beiden erstgenannten Ausbildungen zuständig und das Ministerium für Familie, Senioren, Frauen und Jugend für die normativen Vorgaben in der Altenpflege. Aus den Bundesgesetzen resultierend überführen die einzelnen Bundesländer die Vorgaben in Rahmenrichtlinien bzw. Rahmenlehrpläne für die theoretische und die praktische Ausbildung. Die ausbildenden Einrichtungen sollen die Verordnungen durch die Bundesländer verbindlich umsetzen.[6]

Auf weitere Gesetzesänderungen, die für die Praxisanleitung nicht relevant sind, wird in dieser Arbeit nicht eingegangen.

---

[5] vgl. Deutscher Bildungsrat für Pflegeberufe (2007), S. 6f.
[6] vgl. Schulze-Kruschke, C., Paschko, F. (2011), S. 20f.

4.2.1 Gesetz über die Berufe in der Krankenpflege (KrPflG) vom 16. Juli 2003[7]

Das Gesetz über die Berufe in der Krankenpflege trat am 01.Januar 2004 in Kraft und ersetzte damit das bis dahin gültige Gesetz vom 04. Juni 1985.

In § 1 des neuen Krankenpflegegesetzes legt der Gesetzgeber die neue Berufsbezeichnung „Gesundheits- und Krankenpfleger" oder „Gesundheits- und Kinderkrankenpfleger" fest. Die Folge ist ein Paradigmenwechsel, weg von einer krankheitsorientierten, kurativen Pflege hin zu einer Erweiterung des klassischen Aufgabenbereichs der Pflege hinsichtlich Prävention, Gesundheitsförderung, Rehabilitation und palliative Aspekte.

Die Ziele der Ausbildung wurden den veränderten Anforderungen angepasst, sodass Pflegende entsprechend dem allgemein anerkannten Stand pflegewissenschaftlicher, medizinischer und anderer bezugswissenschaftlicher Erkenntnisse fachliche, personale, soziale und methodische Kompetenzen zur verantwortlichen Mitwirkung bei der Heilung, Erkennung und Verhütung von Krankheiten vermittelt bekommen.[8] Damit forciert der Gesetzgeber den Prozess der Neuorientierung beruflicher Bildung in der Pflege indem der Entwicklung beruflicher Handlungskompetenz eine tragende Rolle zukommt.

„Die Gesamtverantwortung für die Organisation und Koordination des theoretischen und praktischen Unterrichts und der praktischen Ausbildung entsprechend dem Ausbildungsziel trägt die Schule. Die Schule unterstützt die praktische Ausbildung durch Praxisbegleitung. Die Praxisanleitung ist durch die Einrichtungen...sicherzustellen." [9]

Dabei soll die praktische Ausbildung an einem Krankenhaus oder mehreren Krankenhäusern und ambulanten Pflegeeinrichtungen sowie in weiteren an der Ausbildung beteiligten, geeigneten Einrichtungen, insbesonde-

---

[7] vgl. Bundesgesetzblatt 2003, Nr. 36.
[8] vgl. ebd. § 3.
[9] ebd. § 4.

re stationären Pflege- oder Rehabilitationseinrichtungen, durchgeführt werden.[10] Hier findet eine deutliche Erweiterung der möglichen Ausbildungseinrichtungen statt, die eine enge Zusammenarbeit von theoretischer und praktischer Ausbildung erforderlich macht.

Dieses Gesetz wird ergänzt durch die Ausbildungs- und Prüfungsverordnung für die Berufe in der Krankenpflege (KrPflAPrV) vom 10.November 2003.[11] Praxisanleitung ist demnach durch geeignete Fachkräfte sicherzustellen, die die Schüler *„schrittweise an die eigenständige Wahrnehmung der beruflichen Aufgaben heranzuführen und die Verbindung zur Schule zu gewährleisten"*[12] haben. Die Schüler sollen Kenntnisse und Fertigkeiten vermittelt bekommen, die zur Erreichung des Ausbildungsziels erforderlich sind, indem sie Gelegenheit erhalten, die im Unterricht erworbenen Kenntnisse zu vertiefen und zu lernen, sie bei der späteren beruflichen Tätigkeit anzuwenden.[13] Damit leistet die praktische Ausbildung einen wesentlichen Beitrag zur Erlangung der Berufsfähigkeit.

In dieser Verordnung wird lediglich „ein angemessenes Verhältnis" zwischen der Zahl der Schüler und der Praxisanleiter gefordert und eine weitere Konkretisierung wird dem jeweiligen Landesrecht überlassen.

Geeignete Personen sind diejenigen, die über eine Erlaubnis zum Führen der Berufsbezeichnung nach dem Krankenpflegegesetz und über eine mindestens zweijährige Berufserfahrung verfügen. Eine pädagogische Zusatzqualifikation im Umfang von mindestens 200 Stunden ist erforderlich.[14]

Die Schulen stellen die Praxisbegleitung durch Lehrkräfte in den Einrichtungen durch regelmäßige persönliche Anwesenheit sicher. Ihre Aufgabe

---

[10] vgl. Bundesgesetzblatt 2003, Nr. 36. § 4.
[11] vgl. Bundesgesetzblatt 2003, Nr. 55.
[12] ebd. § 2, Abs.2.
[13] vgl. ebd. § 2, Abs1.
[14] vgl. ebd. § 2.

ist es, die Schüler zu betreuen und die für die Praxisanleitung zuständigen Fachkräfte zu beraten.[15]

4.2.2 Gesetz über die Berufe in der Altenpflege (Altenpflegegesetz-AltPflG) in der Bekanntmachung der Neufassung vom 25. August 2003[16]

Nachdem es in den achtziger Jahren des vorigen Jahrhunderts für die Altenpflege in Deutschland 17 unterschiedliche Länderregelungen mit differierenden Ausbildungsgängen gab, ist es mit diesem Gesetz erstmals gelungen, die Altenpflegeausbildung bundeseinheitlich zu regeln. Das Gesetz trat mit der Zielsetzung in Kraft, bundesweit ein einheitliches Ausbildungsniveau zu gewährleisten und den Beruf dadurch attraktiver zu gestalten. Ein Wandel im Berufsbild der Altenpflege angesichts der demographischen Veränderungen in unserer Gesellschaft führte dazu, dass die ursprünglich sozial-pflegerische Ausrichtung des Berufsbildes sich in eine zunehmend medizinisch-pflegerische veränderte.[17]

In dieser Ausbildung sollen Kenntnisse, Fähigkeiten und Fertigkeiten vermittelt werden, die zur selbstständigen und eigenverantwortlichen Pflege, einschließlich der Beratung, Begleitung und Betreuung alter Menschen, erforderlich sind.[18]

Der Unterricht wird in Altenpflegeschulen erteilt. Die praktische Ausbildung kann an unterschiedlichen Einrichtungen, wie Heimen, ambulanten Pflegeeinrichtungen oder in weiteren Einrichtungen, in denen alte Menschen betreut werden, erfolgen. Die Gesamtverantwortung der Ausbildung trägt die Altenpflegeschule, es sei denn, sie wird durch ein Landesrecht einer anderen Einrichtung übertragen. Die Abschnitte des Unterrichts und der praktischen Ausbildung sind inhaltlich und organisatorisch aufeinander

---

[15] vgl. Bundesgesetzblatt 2003, Nr. 55, § 2.
[16] vgl. Bundesgesetzblatt 2003, Nr. 44.
[17] vgl. Mamerow, R. (2013), S. 30ff.
[18] vgl. Bundesgesetzblatt 2003, Nr. 44, § 3.

abzustimmen. Durch Praxisbegleitung unterstützt die Altenpflegeschule die praktische Ausbildung.[19]

Für die Ausbildung zur Altenpflege gibt es einen Träger, z.B. ein Altenheim oder eine ambulante Pflegeeinrichtung, der für die praktische Ausbildung zuständig ist. Er schließt einen Kooperationsvertrag mit einer Altenpflegeschule oder verfügt selbst über eine staatlich anerkannte Altenpflegeschule. Die Praxisanleitung ist durch die Einrichtungen sicherzustellen.[20]

Auch in der Altenpflegeausbildung konkretisiert eine Ausbildungs- und Prüfungsverordnung (AltPflAPrV) die praktische Ausbildung.[21] Zur praktischen Ausbildung geeignet sind Altenpfleger oder Krankenpfleger mit mindestens zweijähriger Berufserfahrung in der Altenpflege und der Fähigkeit zur Praxisanleitung, die *„in der Regel durch eine berufspädagogische Fortbildung oder Weiterbildung nachzuweisen ist"*.[22] Ihre Aufgabe ist es, den Schüler schrittweise an die eigenständige Wahrnehmung der beruflichen Aufgaben heranzuführen und den Kontakt mit der Altenpflegeschule zu halten.

Zusammenfassend kann gesagt werden, dass der Gesetzgeber zum Bereich Praxisanleitung lediglich einen grob gefassten Rahmen bietet, der auf der Basis weiterer berufspädagogischer Arbeiten zu konkretisieren ist.

4.2.3   Rechtliche Grundlagen der Weiterbildung

In Deutschland gibt es derzeit kein einheitliches und in sich geschlossenes Weiterbildungsrecht, dass weiterbildungsrelevante Aspekte wie Curricula, personelle Anforderungen, Qualitätsanforderungen u.Ä. regelt. Aufgrund der bundesstaatlichen Ordnung der Bundesrepublik Deutschland (Föderalismus) und der im Grundgesetz geregelten Kompetenzverteilung bei der Gesetzgebung zwischen Bund und Ländern, liegt die Gesetzgebungs-

---

[19] vgl. Bundesgesetzblatt 2003, Nr. 44, § 4.
[20] vgl. Bundesgesetzblatt 2003, Nr. 44, § 4.
[21] vgl. Bundesgesetzblatt 2002, Nr. 81.
[22] ebd. § 2.

kompetenz für den Bereich der Weiterbildung bei den Ländern. Aus Artikel 30 des Grundgesetzes geht hervor, dass die Ausübung der staatlichen Befugnisse und die Erfüllung der staatlichen Aufgaben Sache der Länder ist.[23]

Einige Bundesländer regeln den Bereich der Weiterbildung in Berufen der Pflege in Weiterbildungsgesetzen, andere geben Empfehlungen oder Erlasse heraus, weitere stellen lediglich Anforderungen an die Ausgestaltung der einzelnen Weiterbildungen.

Für die berufspädagogische Weiterbildung zur Praxisanleitung in der Pflege, die durch Bundesgesetze gefordert wird, wurden sämtliche zuständigen Ministerien der BRD per E-Mail angeschrieben. Auf die Bitte der Autoren dieser Thesis um eine Stellungnahme, welche Regelung in dem entsprechenden Bundesland Gültigkeit besitzt, hat etwa die Hälfte der kontaktierten Ministerien geantwortet. Weitere Länderregelungen wurden durch intensive Recherche analysiert. So kann in der folgenden Abbildung ein Überblick darüber erfolgen, wie vielfältig und unterschiedlich sich die Länderregelungen in Deutschland bezüglich der Praxisanleiterweiterbildung darstellen.

---

[23] vgl. Grotlüschen, A. (2010), S. 347.

Tabelle 1: Regelung der Weiterbildung zur Praxisanleitung in den Bundesländern

Bundesland	Regelung der Weiterbildung	Umfang	Qualifikation
Baden-Württemberg	Keine inhaltlichen Regelungen oder Empfehlungen zur Praxisanleiterweiterbildung. „Die Inhalte werden von den Krankenhäusern, die Weiterbildungen in der Praxisanleitung anbieten, festgelegt."[24]	berufspädagogische Zusatzqualifikation im Umfang von mindestens 200 Stunden, wie im Krankenpflegesetz gefordert.	Keine Angabe
Bayern	Verordnung zur Ausführung des Pflege- und Wohnqualitätsgesetzes[25]	200 Std. Unterricht 16 Std. Hospitation	Abgeschlossene Berufsausbildung oder ein Studium im Bereich Altenpflege, Gesundheits- und Krankenpflege oder Gesundheits- und Kinderkrankenpflege
Berlin	Handreichung zur Berufspädagogischen Zusatzqualifikation von Gesundheits- und (Kinder-)Krankenpflegerinnen sowie Altenpflegerinnen.[26]	160 Std. theoretischer Unterricht 24 Std. Praktikum 16 Verteilstunden	Gesundheits- und (Kinder) Krankenpflegerinnen sowie Altenpflegerinnen
Brandenburg	Empfehlung Berufspädagogische Fortbildung zur Praxisanleitung in der Altenpflege im Land Brandenburg von November 2004[27]	160 Std. Theorie 40 Std. praktische Übungen	Staatl. anerkannte Pflegekräfte mit mindestens zweijähriger Berufserfahrung in der Altenpflege
Bremen	Erlass des Senators für Gesundheit zur Durchführung der Praxisanleitung in den Berufen der Gesundheits- und Krankenpflege, der Gesundheits- und Kinderkrankenpflege im Land Bremen[28]	200 Std. Unterricht Inhalte festgelegt	Pflegekräfte nach §1 KrPflG mit mindestens zweijähriger Berufserfahrung
Hamburg	Fortbildungs- und Prüfungsverordnung über die Fortbildung zur Praxisanleiterin/ zum Praxisanleiter in Pflegediensten und Pflegeheimen[29]	200 Std. Theorie auf sechs Themenbereiche verteilt 100 Std. Studientage und Hospitation	Staatl. anerkannte Pflegekräfte mit mindestens zweijähriger Berufserfahrung in Pflegediensten und Pflegeheimen
Hessen	Hessische Weiterbildungs- und Prüfungsordnung für die Pflege und Entbindungspflege[30]	60 Std. Grundmodul 150 Std. Fachmodul	Staatl. anerkannte Pflegekräfte, Hebammen und Entbindungspfleger

24 vgl. König, F., Ministerium für Arbeit und Sozialordnung, Familie, Frauen und Senioren Baden-Württemberg Referat 34. Mail vom 15.02.2017.
25 vgl. Bayrische Staatsregierung (2011). §§ 88ff.
26 vgl. Riegel, I., Landesamt für Gesundheit und Soziales. E-Mail vom 26.04.2017
27 vgl. Ministerium für Arbeit, Soziales, Gesundheit, Frauen und Familie (MASGF) Ref. 53.
28 vgl. Die Senatorin für Soziales, Kinder, Jugend und Frauen (2015).
29 vgl. Justizbehörde der Freien und Hansestadt Hamburg (2005). Amtlicher Anzeiger Nr. 81.
30 vgl. Gesetz- und Verordnungsblatt für das Land Hessen (2010). Teil I, Nr. 24, S.671ff.

Bundesland	Regelung der Weiterbildung	Umfang	Qualifikation
Mecklenburg- Vorpommern	„in Mecklenburg-Vorpommern ist die Weiterbildung zum Praxisanleiter nicht gesetzlich geregelt"[31]		
Niedersachsen	Erlass vom 19.05.2014 Praxisanleitung nach dem Altenpflegegesetz, dem Krankenpflegegesetz und dem Notfallsanitätergesetz[32]	200 Std. keine weiteren Inhalte festgelegt	Staatl. anerkannte Pflegekräfte, Notfallsanitäter
Nordrhein- Westfalen	Ausbildung in der Altenpflege Standard - Praxisanleitung[33]	200 Std. verteilt auf fünf Lernfelder	Altenpfleger und Gesundheits- und Krankenpfleger mit mindestens zweijähriger Berufserfahrung in der Altenpflege
Rheinland- Pfalz	Weiterbildung zur Praxisanleiterin oder zum Praxisanleiter im Gesundheitswesen und in der Altenpflege[34]	200 Std. Unterricht unterteilt in zwölf Themenbereiche	Staatl. anerkannte Pflegekräfte, Hebammen und Entbindungspfleger und weitere
Saarland	Verordnung zur Durchführung der Weiterbildung - Praxisanleiterin oder Praxisanleiter für Gesundheitsfachberufe-[35]	200 Std. theoretischer und praktischer Unterricht; festgelegt in einem Rahmenlehrplan	Staatl. anerkannte Pflegekräfte, Hebammen und Entbindungspfleger
Sachsen	Weiterbildungsverordnung Gesundheitsfachberufe vom 22. Mai 2007.[36]	292 Std. verteilt über vier Module	Berufsabschluss in einem Gesundheitsfachberuf nach § 2 Abs. 2 Sächs-GfbWBG, Berufserfahrung von mindestens 24 Monaten
Sachsen- Anhalt	„ Eine landesrechtliche Regelung zur Weiterbildung Praxisanleiter für Pflegeberufe gibt es in Sachsen- Anhalt nicht"[37]		
Schleswig- Holstein	„keine über die DKG-Empfehlung hinausgehende Empfehlung"[38]		
Thüringen	Thüringer Verordnung zur Durchführung der Weiterbildungen in den Pflegefachberufen[39]	224 Stunden Unterricht verteilt auf 14 Module	Staatl. anerkannte Pflegekräfte mit mindestens zweijähriger Berufserfahrung

31 Eydam, F., MA des Bildungsinstituts für Gesundheits- und Sozialberufe Potsdam, E-Mail vom 27.04.2017.
32 vgl. Niedersächsisches Ministerialblatt (2014),Jahrgang 64.(69.), Nr. 23, S.445.
33 vgl. Ministerium für Arbeit, Gesundheit und Soziales des Landes Nordrhein-Westfalen (2006).
34 vgl. Ministerium der Justiz. Rheinland Pfalz (1998).
35 vgl. Amtsblatt des Saarlandes (2005), Nr.42, S. 1575- 1582.
36 vgl. Sächsische Staatskanzlei (2007).
37 Hagemeier, C., Ministerium für Arbeit, Soziales und Integration Sachsen-Anhalt,E-Mail vom 09.05.2017.
38 Martensen, G., Ministerium für Soziales,Gesundheit,Wissenschaft und Gleichstellung des Landes Schleswig-Holstein. E-Mail vom 10.02.2017.
39 vgl. Landesrecht Thüringen (2010).

Diese Darstellung verdeutlicht, wie heterogen die Ausgestaltung der gesetzlichen Vorgabe zur Praxisanleitung in der Pflege, durch die Ländergesetzgebung, erfolgt. Für zusätzliche Verwirrung sorgt die Verwendung unterschiedlicher Begriffe, wie „Weiterbildung" oder „Fortbildung", fordert der Gesetzgeber doch eine „Zusatzqualifikation". Im Folgenden werden die Unterschiede dargestellt.

- **Zusatzqualifikation:** Das Berufsbildungsgesetz (BBiG) besagt in § 5 Abs. 2, dass Zusatzqualifikationen Kenntnisse, Fertigkeiten und Fähigkeiten sind, die über die Ausbildungsinhalte hinausgehen und die parallel zur Berufsausbildung erworben werden, um die berufliche Handlungsfähigkeit zu ergänzen oder erweitern.[40]
- **Fortbildung**: Maßnahmen, die zur Verbesserung der Qualifikation von Mitarbeitern am vorhandenen Arbeitsplatz stattfinden. Sie können in Abhängigkeit zur Zielsetzung als Anpassungs-, Aufstiegs- oder Wiedereingliederungsfortbildung unterteilt werden.[41]
- **Weiterbildung**: Der Deutsche Bildungsrat hat 1970 die Fortsetzung oder Wiederaufnahme von organisiertem Lernen nach Abschluss der ersten Bildungsphase, als Weiterbildung definiert. Sie zeichnet sich dadurch aus, dass sie ihr Angebot rasch den wandelnden Anforderungen anpasst, um so mit der Dynamik der gesellschaftlichen Entwicklung Schritt zu halten. Der Begriff umfasst Fortbildung und ergänzt herkömmliche, geschlossene Bildungsgänge.[42]

Aus den vorausgegangenen Erläuterungen wird deutlich, wie schwierig die genannten Begriffe in ihren Inhalten zu differenzieren sind.

Zudem wird internationales, insbesondere europäisches Recht, für die Gestaltung der Weiterbildung in der BRD immer bedeutsamer, wodurch der Gegenstand noch komplexer und unübersichtlicher wird. Dieser Aspekt wird im Kapitel 6.1.1 weitere Beachtung finden.

---

[40] vgl. Bundesministerium für Justiz und für Verbraucherschutz, Berufsbildungsgesetz (2005).
[41] vgl. Online- Verwaltungslexikon (Zugriff am 28.03.2017).
[42] vgl. Deutscher Bildungsrat (1972), S.197ff.

4.3 Verändertes Aufgabenprofil der Praxisanleiter

Bisher erfolgte die praktische Ausbildung in den Pflegeberufen durch Berufskollegen im Stationsalltag, die Gelegenheit dazu schaffen sollten, die in theoretischem und praktischem Unterricht erworbenen Kenntnisse zu vertiefen. Seit der Gesetzesnovellierung stellt der Gesetzgeber nun konkrete Forderungen an die praktische Ausbildung, indem der Vernetzung der beiden Bereiche eine größere Bedeutung zukommt.[43]

Der Verantwortung- und Aufgabenbereich der Praxisanleiter veränderte sich damit deutlich. Er übernimmt nun im Rahmen seiner pflegeberuflichen Tätigkeit zusätzliche Aufgaben im pädagogischen Handlungsfeld, die einer besonderen Zusatzqualifikation bedürfen.

Unter anderem wurde in den neuen Gesetzen der Anteil der theoretischen Ausbildung in den genannten Pflegeberufen auf 2100 Stunden und die Stundenzahl der praktischen Ausbildung auf 2500 festgelegt.[44] Eine Verknüpfung von theoretischer und praktischer Ausbildung soll durch eine geplante Vernetzung beider Bereiche sichergestellt werden. Die Vorgabe des Gesetzgebers, Praxisanleiter und Praxisbegleiter in den Einrichtungen zur Verfügung zu stellen, bildet seitdem erstmals Mindestanforderungen an die Qualifikation praktischer Ausbildung.[45]

4.3.1 Die Vernetzung von theoretischer und praktischer Pflegeausbildung

Die neuen Ausbildungsrichtlinien gehen wie bisher davon aus, das Lernen an den verschiedenen Standorten Schule und Praxis stattfindet. Neu ist hier, dass eine ausdrückliche Vernetzung beider Ausbildungsstellen gefordert wird. Praxisanleitung soll dabei durch beruflich qualifizierte Altenpfleger, Gesundheits- und Krankenpfleger und Gesundheits- und Kinderkrankenpfleger sichergestellt werden. Ist der Lernort Schule verantwortlich für die Inhaltsvermittlung und die gedankliche Durchdringung spezifischer

---

[43] vgl. Deutscher Bildungsrat (2004), S. 5f.
[44] vgl. Mamerow, R. (2013), S. 46.
[45] vgl. Deutscher Bildungsrat (2004), S. 5f.

beruflicher Anforderungen, so steht für den Lernort Praxis die Entwicklung beruflicher Handlungskompetenz im Vordergrund. Lehrerinnen der Schule stellen als Praxisbegleiter gemeinsam mit qualifizierten Praxisanleitern, das Bindeglied zwischen den Ausbildungsorten her. Gemeinsam werden konkrete Lernsituationen gestaltet, in denen theoretische und praktische Erkenntnisse eingeübt, reflektiert und gefestigt werden.[46]

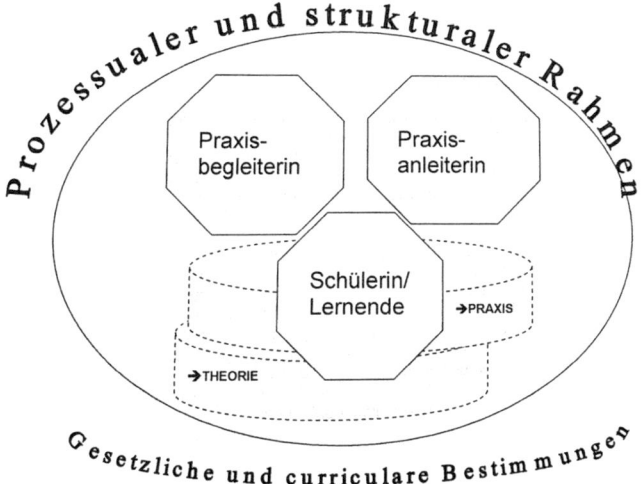

Abbildung 1: DBR (2004), Systembezogene Darstellung der Elemente praktischer Ausbildung.

Die Abbildung verdeutlicht, wie eine Vernetzung zwischen beiden Ausbildungsorten aussehen kann. Der Lernende steht dabei stets im Mittelpunkt des Prozesses, der in gesetzliche und curriculare Rahmenbedingungen eingebettet ist.

---

[46] vgl. Deutscher Bildungsrat (2004), S. 5f.

4.3.2 Aufgaben und Kompetenzen

Aufgabe der Praxisanleiter ist es, *„Schülerinnen und Schüler schrittweise an die eigenständige Wahrnehmung der beruflichen Aufgaben heranzuführen und die Verbindung mit der Schule zu gewährleisten"*.[47] Ihre Tätigkeit wird dabei von intrinsischen Motiven geleitet, die Schüler während des praktischen Einsatzes beratend zu begleiten. Der Anspruch an sich selbst, das eigene Fachwissen und Können stets zu aktualisieren und sich fortzubilden, könnte solch ein Motiv sein.[48] Unterschiedliche Aufgaben, die der Umsetzung der Ausbildungsziele dienen, stehen dabei im Mittelpunkt ihrer Arbeit. Während der Bundesgesetzgeber hierzu wenig konkrete Aussagen zur Praxisanleitung in der Pflege getroffen hat, fasst die Deutsche Krankenhaus Gesellschaft (DKG) die Aufgaben der Praxisanleiter in einem Positionspapier 2006 folgendermaßen zusammen:

- Koordination und Durchführung der praktischen Ausbildung (gezielte und geplante praktische Anleitung inkl. Vorgesprächen, Planung, Durchführung und Auswertung)
- Enge Kooperation mit der Schule bei Planung und Gestaltung der praktischen Ausbildung
- Gezielte Anleitung und Anweisung bezüglich der Dokumentation
- Dokumentation der Anleitung der Schülerinnen und Schüler
- Lernerfolgskontrollen und Leistungsüberprüfungen durchführen und bewerten sowie Beurteilungen erstellen
- Vorbereitung und Mitwirkung an den praktischen Prüfungen.[49]

Daraus ergeben sich vielfältige Erwartungen an die Praxisanleiter, nicht nur durch den Gesetzgeber, auch durch den Ausbildungsträger, die Pflegedienstleitung, die Mitglieder des Pflegeteams, die Lehrenden der Schule, die Lernenden und auch durch die Patienten, da Praxisanleiter gleichzeitig häufig noch festes Mitglied im Pflegeteam sind.

---

[47] Bundesgesetzblatt 2003, Nr. 55, §2, Abs.2.
[48] vgl. Mamerow, R. (2013), S. 3.
[49] vgl. DKG- Positionspapier zur Praxisanleitung und Praxisbegleitung auf der Grundlage des Krankenpflegegesetzes vom 16.Juli 2003 (2006).

30

Demzufolge ist zum Erwerb dieser Handlungskompetenz für Praxisanleiter die Unterstützung durch eine berufspädagogische Weiterbildung notwendig. Diese zeichnet sich durch folgende Kernkompetenzen aus:

- Fachkompetenz als Pflegende, deren Wissen sich stets auf dem aktuellen Stand der Wissenschaft befindet,
- pädagogische Kompetenzen, die dazu dienen Lernprozesse zu planen und zu gestalten,
- personale Kompetenzen, um die individuellen Anforderungen im Beruf wahrzunehmen und zu steuern,
- soziale Kompetenzen, um Beziehungen zu leben und zu gestalten.[50]

Die hohe berufsfachliche und pädagogische Kompetenz soll ergänzend zur Berufszulassung, wie der Gesetzgeber vorschlägt, durch eine 200 stündige Zusatzqualifikation, erworben werden. So werden Praxisanleiter in die Lage versetzt, Vermittler von Fachwissen zu sein und als Ausbilder, Lehrer und Lernprozessbegleiter zu agieren. Durch verkürzte praktische Einsätze der Schüler und die hohen Anforderungen der Lernorte Schule, wird von Praxisanleitern eine differenzierte Auseinandersetzung mit theoretischen Inhalten der Ausbildung und eine engmaschig geplante Organisation der Lernprozesse gefordert.

Ein angemessenes Verhältnis von Schülerzahlen zu Anleitern ist die Vorgabe des Bundesgesetzes und lässt den Einrichtungen Interpretationsspielraum, wie ein angemessenes Verhältnis aussehen könnte. Unterschiedliche Positionspapiere machen konkrete Vorschläge diesbezüglich. So schlägt der Deutsche Bildungsrat für Pflegeberufe (DBR) vor, dass die Lernenden mindestens 60% ihrer Praxiszeit mit Praxisanleitern zusammenarbeiten sollen. Sie empfehlen, einmal pro Woche eine gezielte Lernsituation zu initiieren, zu planen, durchzuführen und zu evaluieren, sodass sich im Verlauf der Ausbildungszeit etwa 60 Lernsituationen ergeben.[51] Die Empfehlung der Deutschen Krankenhaus Gesellschaft (DKG) hält eine

---

[50] vgl. Mamerow, R. (2013). S.6ff.
[51] vgl. Deutscher Bildungsrat für Pflegeberufe (DBR) (2017), S.17.

qualifizierte praktische Anleitungszeit von mindestens 10% für angemessen.[52]

Ob Praxisanleiter grundsätzlich vom Dienstgeber für Ausbildungszwecke freigestellt sind oder weiterhin im pflegerischen Berufsalltag integriert arbeiten, ist nicht festgelegt.[53]

Diese Ausführungen verdeutlichen, dass sowohl der Status der Praxisanleiter, als auch ihr konkreter Einsatz im Alltag weiterhin nicht bundeseinheitlich geregelt sind und diese teilweise in unklar definierten Strukturen agieren.

4.3.3 Aktuelle Situation im Berufsalltag

Typische Problemfelder aus der praktischen Arbeit in der Pflege und deren erfolgreiche Bewältigung aufzugreifen, ist zentraler Bestandteil von Praxisanleitung. Dazu gehört eine sinnvolle Koordination von Pflegetätigkeiten bei hohem Arbeitsdruck, bei dem eine individuelle Zeiteinteilung im Arbeitsprozess ebenso thematisiert werden muss, wie ein Überblick über den Stationsablauf, Dokumentation, Pflegeplanung oder eine systematische Dienstübergabe. Gleichzeitig gilt es die Besonderheiten des jeweiligen Fachgebietes nutzbar zu machen, um auf die individuellen Lernbedürfnisse der Schüler eingehen zu können.[54]

Laut Ausbildungsreport Pflegeberufe 2015 sind 63,7% (Altenpflege) und 67% (Gesundheits- und Kranken/ Kinderkrankenpflege) der Praxisanleiter weiterhin fest in den Stationsalltag eingebunden. Das sorgt zwar für die gewünschte Praxisnähe, birgt aber die Gefahr, dass Praxisanleitung im betrieblichen Alltag auf der Strecke bleibt. In der gleichen Studie wurden die Schüler nach ihrer Einschätzung gefragt, ob Praxisanleiter genügend

---

[52] vgl. DKG- Positionspapier zur Praxisanleitung und Praxisbegleitung auf der Grundlage des Krankenpflegegesetzes vom 16.Juli 2003 (2006).
[53] vgl. Quernheim, G., Keller, C. (2013), S. 294.
[54] vgl. Radke, K. (2008), S.150.

Zeit für Anleitungen bekommen. 60,1% der Auszubildenden verneinten das, was einen Regelungsbedarf an dieser Stelle verdeutlicht.[55]

In einer aktuellen qualitativen Befragung zu den Rahmenbedingungen bei der Arbeit als Praxisanleiter, zu ihrer Rolle und Motivation fanden Zimmermann und Lehmann bei der Frage, ob sie unter Berücksichtigung aller Umstände zufrieden sind heraus, dass etwa die Hälfte der befragten Praxisanleiter überwiegend zufrieden mit ihrer Arbeit sind. Die Zusammenarbeit mit den Schülern und die Weitergabe von eigenem Wissen werden hier als positiv herausgestellt. Fehlende Zeit für die Schüler und Mehrarbeit durch Praxisanleitung wurden dagegen als belastend empfunden. Die zu organisierende Zeit für Anleitungsaufgaben und die Zahl der realisierbaren Anleitungen deuten auch hier auf ein bestehendes Defizit hin.[56]

Um sowohl den Anforderungen, die an das Berufsbild der Praxisanleiter gestellt werden gerecht zu werden, als auch den Defiziten entgegenzuwirken, hat die DKG 2015 eine Empfehlung veröffentlicht, wie eine Weiterbildung zur Praxisanleitung organisiert werden kann.[57]

4.4 Relevante, bereits vorhandene curriculare Vorgaben zur Praxisanleitung

Nach intensiver Recherche, zu curricularen Vorgaben, die eine Praxisanleiterweiterbildung regeln, sind die Autoren auf eine Qualifizierungsarbeit aus dem Jahr 2006 gestoßen.[58] Da sich diese Arbeit auf die Weiterbildung von Gesundheits- und Krankenpfleger und Gesundheits- und Kinderkrankenpfleger beschränkt, wird ein weiteres Dokument bezüglich der Praxisanleiterweiterbildung in der Altenpflege, untersucht.[59] Diese beiden Arbeiten werden im folgenden Kapitel näher betrachtet.

---

[55] vgl. Verdi. Ausbildungsreport Pflegeberufe 2015, S. 32.
[56] vgl. Zimmermann, V., Lehmann, Y. (2014), S. 296.
[57] vgl. DKG-Empfehlung für die Weiterbildung zur Praxisanleitung (2015).
[58] vgl. Naumer, B., Nienhaus, R. (2006).
[59] vgl. Ministerium für Arbeit, Gesundheit und Soziales des Landes Nordrhein-Westfalen (2006). Ausbildung in der Altenpflege. Standard – Praxisanleitung.

4.4.1 Curriculum für die Weiterbildung zum Praxisanleiter/zur Praxisanleiterin für Pflegeberufe in Nordrhein-Westfalen (NRW)[60]

Beate Naumer und Regina Nienhaus entwickelten im Rahmen ihrer Diplomarbeit 2006 ein Curriculum für die Praxisanleiter-Weiterbildung in NRW.[61] Die Notwendigkeit zur Erstellung dieses Curriculums sahen die beiden Autorinnen in der Forderung nach Praxisanleitern durch das Krankenpflegegesetz aus dem Jahr 2003.

Auf der Grundlage von berufspolitischen Empfehlungen und berufspädagogischen Konzepten wurden Qualifizierungsmaßnahmen für eine Praxisanleiterweiterbildung herausgestellt und daraus ein praxisnahes Curriculum erarbeitet. Sie orientieren sich dabei an dem vom Land NRW im März 2004 herausgegebenen Erlass: „Aufgaben der Praxisanleitung und landesrechtliche Kriterien für eine Praxisanleiter-/innen Weiterbildung sowie zur Anrechnung berufspädagogischer Weiterbildungen".[62]

Für den Prozess der Curriculumentwicklung wurde der Ansatz des Konstruktionsprozesses nach Horst Siebert ausgewählt.[63] Neben der Benutzung von empirischen Untersuchungen und Analysen fand eine Gruppendiskussion mit Pflegenden und Lehrenden statt. Diese Ergebnisse wurden in den Konstruktionsprozess einbezogen.

Sie wurden für die Arbeit an dem vorliegenden Buch als bedeutsam bewertet und daher im Folgenden näher betrachtet.

Siebert fordert im Konstruktionsprozess Verwendungssituationen bzw. Berufssituationen zu analysieren, um Lernziele, Inhalte und Methoden festlegen zu können. Ausgehend von diesen Situationen lassen sich Qualifikationen herausarbeiten, die die zukünftigen Praxisanleiter benötigen. Zur Analyse der Berufssituationen von Praxisanleitern lassen sich auf der einen Seite Pflegesituationen als Handlungsfeld Pflegender herausarbei-

---

[60] vgl. Naumer, B., Nienhaus, R. (2006).
[61] vgl. Naumer, B., Nienhaus, R. (2006).
[62] vgl. Ministerium für Gesundheit, Soziales, Frauen und Familie des Landes Nordrhein-Westfalen (MDSFF) (2004).
[63] vgl. Naumer, B., Nienhaus, R. (2006), S. 84ff.

ten, auf der anderen Seite stehen komplexe pflegerisch-pädagogische Berufssituationen im Mittelpunkt. Durch die Berücksichtigung pflegerischer Handlungssituationen innerhalb der berufspädagogischen Weiterbildung soll eine Reflexion und Förderung der eigenen beruflichen Kompetenz der Praxisanleiter erzielt werden.[64]

Die Analyse der Berufssituationen erarbeiteten Naumer und Nienhaus unter Zuhilfenahme des systemischen Ansatzes von Pflege von Hundenborn/ Knigge-Demal (1998).[65] Eine Zuordnung der Qualifikationen in Kompetenzen erfolgte im Anschluss in Anlehnung an Wittneben und Hundenborn/ Kreienbaum (1999).[66] Die Ausdifferenzierung der geforderten fachlichen, sozial-kommunikativen, methodischen und personalen Kompetenzen von Praxisanleitern fand statt. Zusätzlich wurden sieben Praxisanleiter in einer Gruppendiskussion mithilfe gezielter Fragen interviewt. Die Fragen beleuchteten schwerpunktmäßig die Situationen im Arbeitsfeld der Praxisanleiter, die häufig mit Konflikten und Schwierigkeiten belastet sind und wünschenswerten zukünftigen Situationen.[67] Diese didaktische und pädagogisch-praktische Überarbeitung der Situationsanalyse führte zu einer Erweiterung der Kategorien im Anleitungsprozess. Durch diese Analyse erfolgte insgesamt eine differenzierte Betrachtung der Berufssituationen und Qualifikationen im Anleitungsprozess.

Das Curriculum für Praxisanleiter enthält einen Begründungsrahmen, der die Ausbildungsziele für Praxisanleiter konkretisiert. Das veränderte Aufgabengebiet beruflich Pflegender und die veränderte Ausbildungsstruktur finden ebenso Berücksichtigung, wie die daraus resultierende Veränderung der Rolle des Praxisanleiters.[68]
Eine Weiterentwicklung der persönlichen Haltung eines Praxisanleiters kann dazu beitragen, den komplexen Anforderungen innerhalb des Arbeitsfeldes gerecht zu werden. Mit Hilfe eine Zuordnung der jeweiligen

---

[64] vgl. Naumer, B, Nienhaus, R. (2006), S. 96.
[65] vgl. Naumer, B, Nienhaus, R. (2006), S. 97.
[66] vgl. ebd. S. 100f.
[67] vgl. ebd. S. 101.
[68] vgl. ebd. S. 3ff.

Qualifikationen in Kompetenzbereiche (fachliche, sozial-kommunikative, methodische, personale und emotionale, moralische Kompetenz) findet eine Darstellung und Aufteilung der benötigten Kompetenzen statt.[69]

Der Aufbau des Curriculum von Naumer und Nienhaus ist an die Struktur der Ausbildungsrichtlinie NRW angepasst und folgt dem lernfeldorientierten Ansatz. Durch die im Erlass vorgegebene Struktur der fächerintegrativen Lernbereiche können die notwendigen Kompetenzen gefördert, vertieft und für die Bewältigung von beruflich komplexen Arbeitssituationen genutzt werden.[70]

Verzichtet wurde dagegen auf eine genaue Abfolge der inhaltlichen und organisatorischen Abläufe der Weiterbildung und einer Standardisierung der Lernziele. Es wurde ein halboffenes Rahmencurriculum mit einer Auswahl von Lernzielen, aber nicht vorgegebenen Aufgaben erstellt. Ein Transfer in andere Bildungseinrichtungen durch Verwendung individueller Zielsetzungen ist dadurch möglich und dient der Teilnehmerorientierung.[71]

Die Curriculumdokumente weisen eine Gliederung in drei fächerintegrative Lernbereiche auf, die sich in weitere Lerneinheiten unterteilen. Lernbereich I beinhaltet Lernprozesse in der Pflegepraxis. Hier stehen die Gestaltung, die Durchführung und die Evaluation von Lernprozessen im Vordergrund. Im Lernbereich II liegt der Fokus auf der Rolle des Praxisanleiters und der eigenen Berufssituation. Eine Auseinandersetzung mit den dazugehörigen Rahmenbedingungen von Lernprozessen und unterschiedlichen Handlungsfeldern findet im Lernbereich III statt. Jeder Lernbereich enthält Bildungsziele, die mithilfe des systemischen Ansatz von Pflege nach Hundenborn/ Kreienbaum entwickelt wurden. Eine weitere Hilfestellung bieten organisatorische Vorschläge innerhalb der Lernbereiche. Neben Erläuterungen zum Inhalt, findet hier eine Darstellung von Lernprozessen, Lernkontrollen und Leistungsbeurteilungen statt. Die Theorie-Praxis Vernetzung zeigt sich durch eine Verzahnung der theoretischen

---

[69] vgl. Naumer, B, Nienhaus, R. (2006), S. 100.
[70] vgl. Naumer, B, Nienhaus, R. (2006), S. 10 f.
[71] vgl. ebd. S. 88-89 und Curriculum S. 15 ff.

Inhalte mit dazugehörigen Lernaufgaben für den praktischen Teil der Weiterbildung. Die exemplarisch dargestellten Lernaufgaben innerhalb des Curriculums, versuchen eine umfassende und vollständige Handlung zu berücksichtigen, um die nötigen Kompetenzen zu erwerben.[72]

Innerhalb des Curriculums findet eine Stundenaufteilung in 40 praktische Anleitungsstunden statt, die zur Bearbeitung der Lernaufgaben dienen. Die theoretische Vermittlung der Inhalte umfasst 160 Stunden, unterteilt in fünf Blöcke über ein Jahr verteilt.

Neben der Nutzung als Rahmencurriculums für andere Bundesländer kann das vorliegende Curriculum, laut Aussage der Autorinnen, als Programmplanungsevaluationsinstrument für bereits bestehende Weiterbildungen genutzt werden.[73]

4.4.2 Ausbildung in der Altenpflege. Standard - Praxisanleitung[74]

Dieser Standard, der für die berufspädagogische Weiterbildung zur Praxisanleitung in der Altenpflege in NRW verbindliche Gültigkeit besitzt, wurde 2006 auf der Grundlage eines bereits bestehenden Standards der Diakonischen Werke entwickelt. Eine Arbeitsgemeinschaft, die aus den Spitzenverbänden der Freien Wohlfahrtspflege NRW, den privaten Anbietern in NRW und der Arbeitsgemeinschaft der kommunalen Spitzenverbände NRW bestand, war an der Entwicklung beteiligt. Die Umsetzung des praktischen Rahmenlehrplans wurde durch ein Expertenteam überarbeitet und besitzt seitdem in NRW eine verbindliche Gültigkeit.

In ihren Ausführungen hielt sich die Arbeitsgruppe streng an die normativen Vorgaben der Ausbildungs- und Prüfungsverordnung, die in Kapitel 4.2.2 erläutert wurden. Zudem verwiesen sie auf den praktischen Rahmenlehrplan für die Altenpflegeausbildung in NRW – Teil 1 "Lernort Pra-

---

[72] vgl. Naumer, B, Nienhaus, R. (2006), S. 10 f.
[73] vgl. Naumer, B, Nienhaus, R. (2006), S.18f.
[74] vgl. Ministerium für Arbeit, Gesundheit und Soziales des Landes Nordrhein-Westfalen (2006). Ausbildung in der Altenpflege. Standard – Praxisanleitung.

xis".[75] Darin sind sowohl der Aufgaben- und Verantwortungsbereich, als auch Rahmenbedingungen der Praxisanleiter erarbeitet. Dem Praxisanleiter wird darin eine Bedeutung als Schlüsselfigur in der Theorie-Praxisverzahnung beigemessen.[76] Die Konzeption der berufspädagogischen Weiterbildung des Landes NRW ist im weiteren Verlauf an den Rahmenlehrplan der Altenpflegeausbildung angelehnt und folgt der Logik des Lernfeldkonzeptes sowie der Entwicklung von Handlungskompetenz. Dem liegt das Verständnis von Bildung und Handlungskompetenz der KMK zu Grunde.[77] Fünf Lernfelder wurden entwickelt, in denen Inhalte, zu erreichende Kompetenzen und Lernziele bzw. angestrebte Handlungskompetenzen festgelegt sind. Empfehlungen über mögliche praktische Aufgaben bilden den Abschluss des jeweiligen Lernfeldes. Weitere Rahmenbedingungen, wie beispielsweise der 200 stündige Umfang der Maßnahme, Voraussetzungen an die Zielgruppe oder Leistungskontrollen finden, ebenfalls in Anlehnung an den praktischen Rahmenlehrplan, Beachtung.[78]

---

[75] vgl. Ministerium für Arbeit, Gesundheit und Soziales des Landes Nordrhein-Westfalen (2006). Praktische Altenpflegeausbildung in NRW-Lernort Praxis und Rahmenlehrplan.
[76] vgl. Ministerium für Arbeit, Gesundheit und Soziales des Landes Nordrhein-Westfalen (2006). Praktische Altenpflegeausbildung in NRW-Lernort Praxis und Rahmenlehrplan. S. 1-10.
[77] vgl. Ministerium für Arbeit, Gesundheit und Soziales des Landes Nordrhein-Westfalen (2006). Ausbildung in der Altenpflege. Standard – Praxisanleitung. S. 3-4.
[78] ebd. S.17.

5 Die Deutsche Krankenhaus Gesellschaft und ihre Weiterbildungsempfehlungen

In der Bundesrepublik Deutschland existiert derzeit kein allgemeingültiges Weiterbildungsrecht für Gesundheitsberufe und dementsprechend auch keines für die Praxisanleitung. Da die Weiterbildung für die Praxisanleitung der Länderhoheit unterliegt, kommt es auf Landesebene zu unterschiedlichen Richtlinien und Empfehlungen, welche die Weiterbildung regeln.[79] Die Empfehlung der DKG aus dem Jahr 2015 dient als Muster für all jene Bundesländer, die über keine landesrechtliche Regelung der Weiterbildung für Praxisanleitung verfügen.[80]

5.1 Deutsche Krankenhausgesellschaft e.V. (DKG)

Die Deutsche Krankenhausgesellschaft e.V. (DKG) ist ein bundesweiter gemeinnütziger Interessen- und Dachverband sowie ein Zusammenschluss von Spitzen- und Landesverbänden der Krankenhausträger mit ihrem Sitz in Berlin. Derzeit besteht die DKG aus 28 Mitgliederverbänden, die sich aus 12 Spitzenverbänden von Krankenhausträgern und 16 Landeskrankenhausgesellschaften zusammensetzt.

Ihre Gründung geht auf das Jahr 1949 zurück. Die damals zusammengeschlossenen Krankenhausträger haben nach dem Ende des 2. Weltkrieges durch ein Bündnis zur Sicherstellung der Krankenhausversorgung im westdeutschen Raum beigetragen.

Der damalige Hauptgeschäftsführer des Deutschen Städtetages und der damaligen Arbeitsgemeinschaft der kommunalen Spitzenverbände, Dr. van Aubel war Gründungsinitiator der DKG.

Bereits vor der Wiedervereinigung von Ost- und Westdeutschland erfolgten um 1989 die ersten Appelle durch die DKG an die ehemalige DDR sowie der BRD, feste Partnerschaften zwischen den Krankenhäusern in

---

[79] vgl. Grotlüschen, A. (2010), S. 347ff.
[80] vgl. DKG-Empfehlung für die Weiterbildung zur Praxisanleitung (2015), S. 3.

Ost-und Westdeutschland einzugehen. Diesem Appell folgend konnte die Krankenhausgesellschaft Sachsen Anhalt im Jahre 1990 als erstes ostdeutsches Mitglied verzeichnet werden.

Die DKG organisierte Aktionsprogramme zur Unterstützung der Krankenhäuser in der ehemaligen DDR. Ab 1990 wurden die ersten Seminare für Fachkräfte aus den neuen Bundesländern angeboten und durchgeführt.[81]

5.2 Aufgaben und Ziele der DKG

Wie zuvor erwähnt handelt es sich bei der DKG um einen Zusammenschluss von Spitzen- und Landesverbänden der Krankenhausträger, der die Krankenhäuser bei der Erfüllung von gesetzlich vorgegebenen Aufgaben unterstützt.

Diese Unterstützung umfasst unter anderem den Erhalt und die kontinuierliche Verbesserung der Leistungsfähigkeit sowie eine wissenschaftliche Forschung innerhalb des Gesundheitswesens. Die Steigerung der Wirtschaftlichkeit durch eine optimal abgestimmte Patientenversorgung und flächendeckende Behandlungen in allen Bereichen des Krankenhauswesens stellen ein weiteres wichtiges Ziel dar.

Des Weiteren werden grundsätzlich nicht nur die Fragen der einzelnen Verbände bearbeitet und beantwortet, sondern alle gesundheitspolitischen Aufgaben und Fragen auf dem Gebiet des Krankenhauswesens.

In Zusammenarbeit mit unterschiedlichen Institutionen, wobei hier nicht unterschieden wird zwischen national und international, setzt sich die DKG für eine Verbesserung der Leistungsfähigkeit von Krankenhäusern ein. Sie unterstützt zurzeit 1.956 Krankenhäuser im Bundesgebiet bei der Umsetzung von Gesetzen und macht sich für eine Interessenvertretung der Krankenhäuser auf politischer Ebene stark.

Zusammen mit Krankenversicherungen, Ärzteverbänden und Pflegeverbänden entscheidet die DKG über wichtige krankenhausrelevante Themen

---

[81] vgl. Ossen, P. (2015), S. 904ff.

40

bezüglich des Vergütungssystems, der Sicherung der Qualität, unter anderem im Bereich Behandlung und Patientensicherheit sowie der Existenzsicherung der Krankenhäuser.[82]

Die monatlich veröffentlichte DKG-eigene Fachzeitschrift „Das Krankenhaus" richtet sich mit aktuellen Themen rund um das Krankenhaus aus verschiedenen politischen und rechtlichen Gebieten an die Krankenhäuser und Krankenhausträger.[83]

5.3 Aus- und Weiterbildungsprogramme der DKG

Bereits im Jahr 1957 empfahl die DKG eine bundeseinheitliche Regelung für die Pflegeausbildung durch ein Krankenpflegegesetz. Die Umsetzung des bundeseinheitlichen Krankenpflegegesetzes erfolgte daraufhin im selben Jahr mit einer Ausbildungszeit von 2 Jahren. In den darauffolgenden Jahren veröffentlichte die DKG weitere Empfehlungen und Rahmenrichtlinien für bundeseinheitliche Aus- und Weiterbildungen in verschiedenen Bereichen des Krankenhauswesens.

Fachkräfte in Krankenhäusern wurden schon in den 70er Jahren des 20. Jahrhundert benötigt. Die DKG veröffentlichte 1971 die erste „Empfehlungen für die Weiterbildung zur Fachkrankenschwester, Fachkrankenpfleger bzw. Fachkinderkrankenschwester oder Fachkinderkrankenpfleger in den Bereichen Operationsdienst, Anästhesiedienst und Intensivpflege sowie in der Psychiatrie".[84] Für die zuvor genannten Fachweiterbildungen wurde eine Dauer von einem Jahr festgelegt, die aufgrund eines Stundenumfangs von 320 theoretischen Unterrichtsstunden und 44 Wochen praktischer Tätigkeit nicht berufsbegleitend durchgeführt werden konnte.[85]

Als weiteres Beispiel ist der Ausbildungsgang des Operationstechnischen Assistenten (OTA) zu nennen, welcher seit 1996 nach der Empfehlung der

---

[82] vgl. Deutsche Krankenhausgesellschaft e.V. (DKG) (2014), S. 4f.
[83] vgl. Kohlhammer Verlag (2017).
[84] vgl. Schüttler, J. (2003), S. 250ff.
[85] vgl. ebd.

DKG als dreijährige Ausbildung angeboten wird. Das neue Berufsbild der OTA qualifiziert die Absolventen zur Mitarbeit im Operationsdienst. Es entstand aufgrund einer stetigen Zunahme des Pflegepersonalmangels in diesem Bereich und stellt eine Alternative zu dem bereits vorhandenen Berufsfeld der Fachpflegekraft für den Operationsbereich dar.[86]

Die DKG bemüht sich seither um die bundeseinheitliche Schaffung von Ausbildungsregelungen innerhalb der OTA-Ausbildung, die bis heute nicht staatlich anerkannt ist.[87]

Die Empfehlungen der DKG verhelfen all jenen Bundesländern, die nicht über eine landesrechtliche Weiterbildungsordnung verfügen, zur organisierten und strukturierten Durchführung der Weiterbildungen. Darüber hinaus tragen die Empfehlungen zur Harmonisierung des Bildungsföderalismus bei.[88] Bereits bestehende Empfehlungen werden in regelmäßigen Abständen und bei Bedarf angepasst und durch aktuelle Entwürfe abgelöst.

Diese Weiterbildungsempfehlungen bauen aufeinander auf. Im Jahr 2011 fand eine Umstellung von Fächerorientierung zu einer Fächerintegrität innerhalb der Weiterbildungen statt. Seit 2015 basieren die Weiterbildungsempfehlungen der DKG auf einem dynamischen und flexiblen Modulsystem, das in allen Fachweiterbildungen der DKG Anwendung findet und eine Anrechnung von einzelnen Modulleistungen ermöglicht.

Die Grundlage für die Erstellung der Module basierte auf den Lernbereichen und Themenfeldern der vergangenen DKG-Empfehlungen aus dem Jahr 2011.[89]

---

[86] vgl. Brüggemann, M. (2009).
[87] vgl. Grunow, S., Jochem, J., Schöfer, I. (2000), S. 23f.
[88] vgl. DKG-Empfehlung für die Weiterbildung zur Praxisanleitung (2015), S. 3f.
[89] vgl. DKG (2015), Erläuterungen zur modularen DKG-Empfehlung vom 29.09.2015 für die Weiterbildung in den pflegerischen Fachgebieten. S. 5ff.

In den folgenden Jahren wuchs das Angebot an Weiterbildungen für den Gesundheitssektor. Derzeit bietet die DKG nachstehende Weiterbildungen für Pflegeberufe an:

- Weiterbildung von Krankenpflegepersonal für die pflegerische Leitung eines Bereiches im Krankenhaus und anderen pflegerischen Versorgungsbereichen (letzte Aktualisierung 30.05.2006)[90]
- Weiterbildungen in den pflegerischen Fachgebieten der DKG
    - Pflege in der Endoskopie
    - Intensiv- und Anästhesiepflege
    - Pflege in der Nephrologie
    - Pflege in der Onkologie
    - Pflege im Operationsdienst
    - Pädiatrische Intensiv- und Anästhesiepflege
    - Pflege in der Psychiatrie, Psychosomatik und Psychotherapie[91]
- Weiterbildung zur Praxisanleitung[92]
- Weiterbildung Notfallpflege[93]
- Intermediate Care Pflege.[94]

5.4 Inhalte der DKG- Empfehlung für die Weiterbildung Praxisanleitung

Am 18. September 1992 hat der Vorstand der DKG das erste Positionspapier für die Ausbildung von Mentoren in der Krankenpflege beschlossen. Darin wird die Meinung vertreten, dass die im Krankenpflegegesetz verankerten Ausbildungsziele nur erreicht werden können, wenn Mentoren für die praktische Ausbildung im Pflegedienst vorhanden sind. Das Positi-

---

[90] vgl. DKG-Empfehlung zur Weiterbildung von Krankenpflegepersonen für die pflegerische Leitung eines Bereiches im Krankenhaus und anderen pflegerischen Versorgungsbereichen (2006), S. 1.
[91] vgl. DKG-Empfehlung zur Weiterbildung von Krankenpflegepersonen für die pflegerische Leitung eines Bereiches im Krankenhaus und anderen pflegerischen Versorgungsbereichen (2006), S. 1.
[92] vgl. DKG-Empfehlung für die Weiterbildung zur Praxisanleitung (2015), S. 1.
[93] vgl. DKG-Empfehlung für die Weiterbildung Notfallpflege (2016), S. 1.
[94] vgl. DKG-Empfehlung für die Weiterbildung Intermediate Care Pflege (2016), S. 1.

onspapier beschreibt neben der nötigten Qualifikationen eines Mentors auch eine Auflistung und Berechnung des Schüler–Mentoren Verhältnisses auf den Stationen.

Die Bedingungen, sich mit der Bezeichnung des Mentors ausweisen zu dürfen, ergeben sich dabei aus dem Krankenpflegegesetz von 1985. Sie erfordern unter anderem eine Fortbildung, die dazu befähigt, Auszubildende an die notwendigen Lernziele heranzuführen.

In der Fortbildung muss demnach nicht nur eine Vermittlung von pädagogischen und didaktischen-methodischen Fähigkeiten stattfinden, sondern auch eine Darstellung über das Aufgabengebiet und den Verantwortungsbereich eines Mentors. Für die Dauer des Qualifizierungsseminars zum Mentor, beschreibt das Positionspapier von 1992 eine Gesamtstundenzahl von mindestens 300 Unterrichtsstunden in einem mindestens achtwöchigen Seminar.

Dieses kann berufsbegleitend stattfinden und endet mit einem Nachweis der Qualifikation über die erfolgreich abgeschlossene Weiterbildung zum Mentor. Danach sind die Mentoren weiterhin im Stationsalltag so eingebunden, dass pflegerische Aufgaben am Patientenbett übernommen und zusätzlich Anleiterfunktionen gegenüber dem Schüler ausgeführt werden.

Für die Berechnung des daraus resultierenden Mentoren-Schüler-Verhältnisses auf den jeweiligen Stationen, findet innerhalb des Positionspapier aus dem Jahr 1992 eine Auflistung der Gesamtausbildungsstunden der Schüler in der dreijährigen Krankenpflegeausbildung statt. Das Ergebnis zwischen praktischer Ausbildungzeit und täglicher Arbeitszeit der Schüler ergibt dabei ein Mentoren-Schüler-Verhältnis von 1:10.[95]

Bedingt durch das im Jahr 2003 verabschiedete Krankenpflegegesetz wurde das Positionspapier aus dem Jahr 1992 durch einen neuen Beschluss von März 2006 abgelöst. Die Bezeichnung des Mentors wurde durch die des Praxisanleiters ersetzt. Neben der veränderten Berufsbezeichnung ist nun auch eine berufspädagogische Zusatzqualifikation mit

---

[95] vgl. Deutsche Krankenhausgesellschaft (DKG)-Vorstandsbeschluß (1992), S. 590f.

einem Weiterbildungsstundenumfang von mindestens 200 Stunden not-wendig. Eine Berufserfahrung von mindestens 2 Jahren wurde für die Teilnahme an der Weiterbildung laut § 1 Abs. 1 bzw. 2 KrPflG 2003 vo-rausgesetzt.

Gemäß dem neuen Krankenpflegegesetz werden in diesem Positionspa-pier die Lehrinhalte für den berufspädagogischen Lehrgang empfohlen. Berücksichtigung finden zusätzlich die fachbezogenen Weiterbildungen der DKG, die auf die Zusatzqualifikation Praxisanleiter angerechnet wer-den können. Die Anrechnung für Intensivpflege, Funktionsdienste, Pflege in der Onkologie, Nephrologie, Psychiatrie und Rehabilitation ist mit einem Umfang von 100 Stunden vorgesehen.[96]

Die Neufassungen der DKG-Weiterbildungsempfehlungen ab dem Jahr 2015 weisen eine neue Struktur auf. In einem sich weiterentwickelnden Prozess zeigt sich die Umstellung von Fächerorientierung zur Fächerin-tegration bis hin zu der jetzigen Darstellung der modularisierten Form der DKG-Weiterbildungen. Sie soll eine Transparenz und Flexibilität der pfle-gerischen Weiterbildungen gewährleisten. Dies zeigt sich ebenfalls in der generalistischen Perspektive bei den Zugangsvoraussetzungen für die Teilnahme an der Praxisanleiterweiterbildung. Um eine Zulassung zur Weiterbildung als Praxisanleitung zu erhalten, muss die erfolgreich abge-schlossene Berufsausbildung in der Gesundheits- und (Kinder) Krankenpflege, Altenpflege, OTA, zum Anästhesietechnischen Assisten-ten (ATA), zum Notfallsanitäter oder im Hebammenwesen nachgewiesen werden. Indem eine interdisziplinäre Weiterbildungsstruktur geschaffen wurde, wird der generalistische Grundgedanke der DKG deutlich.[97]

Die Anrechnung von 100 Stunden aus vorausgegangen Fachweiterbildun-gen bzw. anderen bereits vorhanden Qualifikationen ist möglich. Bereits abgeschlossene Basismodule müssen entweder nachgewiesen oder aber die vorhandene Handlungskompetenz in einem Einstiegstest unter Beweis

---

[96] vgl. DKG-Positionspapier zur Praxisanleitung und Praxisbegleitung auf der Grundlage des Krankenpflegegesetzes vom 16.Juli 2003 (2006), S. 4ff.
[97] vgl. DKG-Empfehlung für die Weiterbildung zur Praxisanleitung (2015), S. 3.

gestellt werden. Des Weiteren können durch die Anrechnung der bereits absolvierten Bildungsprozesse eine Verknüpfung zwischen den Aus- und Weiterbildungen und damit eine Verkürzung stattfinden. Daraus ergibt sich sowohl ein berufspädagogischer Vorteil, als auch ein wirtschaftlicher Vorteil der Arbeitgeber, bedingt durch die verkürzte Freistellung der Teilnehmer aus dem Stationsalltag.

Die Dauer der Weiterbildung zum Praxisanleiter umfasst in der aktuellen Empfehlung 200 Stunden, wobei von der Gesamtstundenzahl 10% in Form der Methode des selbstgesteuerten Lernens stattfinden kann. Erstmals sind im Rahmen der Moduleinheit „Anleiten" 16 Stunden an Hospitationen verankert, die in den 200 Stunden mit integriert sind.[98]

Zu den jeweiligen Empfehlungen veröffentlichte die DKG zusätzlich auf ihrer Internetseite Erläuterungen für die neuen Weiterbildungsstrukturen, um den Grundgedanken hinter der modularisierten Form transparent darzustellen.[99]

Zu Beginn der Empfehlung aus dem Jahr 2015, werden die Einflüsse des Bologna-Kopenhagen-Prozesses beschrieben. Sowohl der Bologna-Prozess 1999 als auch der Kopenhagen-Prozess drei Jahre später, haben einen großen Beitrag zur Qualifizierung und Weiterentwicklung von Fachkräften im europäischen Bildungsraum geleistet. Die DKG greift sowohl die Forderung des Kopenhagen-Prozesses nach lebenslangem Lernen, als auch das Ausbildungsziel der Handlungskompetenz auf.

Die curriculare Struktur der Praxisanleiter-Qualifizierung sieht zwei Module vor: Praxisanleitungsmodul I und II. Diese untergliedern sich in Moduleinheiten, in denen jeweils die zu erreichende Handlungskompetenz beschrieben ist.

Hierdurch ergibt sich die notwendige Transparenz, über die zu erreichenden Lernergebnisse der Teilnehmer nach Abschluss der Module.

---

[98] vgl. DKG-Empfehlung für die Weiterbildung zur Praxisanleitung (2015), S. 7.
[99] vgl. Erläuterungen zur modularen DKG-Empfehlung vom 29.09.2015 für die Weiterbildung in den pflegerischen Fachgebieten (2015), S. 5.

Die Modulabschlussprüfung erfolgt am Ende des Moduls. Die geeignete Prüfungsform wird nach Ermessen der Modulverantwortlichen festgelegt.[100]

Auf der nächsten Seite dieser Arbeit wird mit Hilfe einer Auflistung der Aufgaben von Mentoren und Praxisanleiter sowie der Lehrinhalte laut DKG-Positionspapier bzw. DKG- Empfehlung die Veränderungen der Praxisanleiterweiterbildung dargestellt.

---

[100] vgl. Erläuterungen zur modularen DKG-Empfehlung vom 29.09.2015 für die Weiterbildung in den pflegerischen Fachgebieten (2015), S. 5ff.

Tabelle 2: Veränderungen der Praxisanleiterweiterbildung laut DKG

Einsatz, Qualifikation und Personalbedarfsermittlung von Mentoren für die Ausbildung in Krankenpflegeberufen vom 18.09.1992	Praxisanleitung und Praxisbegleitung auf der Grundlage des Krankenpflegegesetzes von 2003 vom 30.03.2006	DKG-Empfehlung für die Weiterbildung zur Praxisanleitung vom 29.09.2015
Aufgaben: • gezielte Vermittlung von praktischem Wissen und Können • Verantwortungsbewusstsein und berufliche Motivation • fachliche Qualifikation	• schrittweise an die eigenständige Wahrnehmung der beruflichen Aufgaben heranzuführen • Koordination und Durchführung der praktischen Anleitung • enge Kooperation mit der Schule bei Planung und Gestaltung der praktischen Ausbildung • gezielte Anleitung und Anweisung bezüglich der Dokumentation • Dokumentation der Anleitung der Schüler • Lernerfolgskontrollen und Leistungsüberprüfungen durchführen und bewerten sowie Beurteilungen erstellen • Vorbereitung und Mitwirkung an den praktischen Prüfungen	• nach anerkannten Stand berufspädagogischer und bezugswissenschaftlicher Erkenntnis Anleitsituationen zu planen, durchzuführen und zu evaluieren

Lehrinhalte:
 	
• einschlägige Kenntnisse über seine Aufgaben, Zuständigkeiten und Verantwortlichkeiten
• spezielle pädagogische und didaktisch-methodische Fähigkeiten[101]
	• Aufgabenbereich und Rahmenbedingungen bei der Anleitung
	• Anleitungsprozesse
	• Zielorientierung der Anleitung
	• Kommunikation und Gesprächsführung
	• Rechtsfragen im Handlungsfeld der Praxisanleitung
	• Beurteilung von Auszubildenden
	• Aspekte der Pflegewissenschaft und -praxis
	• Qualitätsmanagement
	• praktische Prüfung[102]
		• Grundlagen der Praxisanleitung anwenden
		  • Lernen
		  • Theoriegeleitet pflegen
		  • Anleitungsprozesse planen und gestalten
		  • Qualitätsmanagement- Arbeitsabläufe in komplexen Situationen gestalten
		• Im Tätigkeitsfeld der Praxisanleitung professionell handeln
		  • die Rolle als Praxisanleiter bewusst wahrnehmen
		  • anleiten
		  • beurteilen und bewerten[103]

---

[101] vgl. Deutsche Krankenhausgesellschaft (DKG)-Vorstandsbeschluß (1992), S. 590f.
[102] vgl. DKG-Positionspapier zur Praxisanleitung und Praxisbegleitung auf der Grundlage des Krankenpflegegesetzes vom 16. Juli 2003 (2006), S. 3f.
[103] vgl. DKG-Empfehlung für die Weiterbildung zur Praxisanleitung (2015), S. 3 und Anlage I: Modulübersicht

6 Modularisierung

Die DKG orientiert sich in ihren Ausführungen an Instrumenten wie z.B. den Deutschen Qualifikationsrahmen für lebenslanges Lernen (DQR) und wählt eine modularisierte Form für die Durchführung der Weiterbildungen. In diesem Kapitel findet eine Darstellung der europäischen und deutschen berufspolitischen Entwicklung statt. Die dazugehörigen Instrumente zur Erreichung der geforderten Transparenz, Flexibilität und Mobilität seitens der DKG werden in den weiteren Kapiteln dargestellt.[104]

6.1 Hintergründe der Modularisierung

Die DKG legitimiert die Einführung eines modularen Weiterbildungssystems auf der Basis des Bologna-Prozesses von 1999 sowie der Kopenhagen-Erklärung aus dem Jahr 2002, die damit maßgeblich zur Weiterentwicklung hinsichtlich der beruflichen Bildung sowie Qualifizierung von Fachkräften beigetragen haben.

Um das durch die DKG-Weiterbildungen zu erreichende Bildungsniveau darzustellen, bezieht die DKG sich auf den DQR, der von 2009 - 2012 in der Bundesrepublik Deutschland erprobt wurde. Als zu erreichendes Kompetenzniveau wird Niveau 6 ausgewiesen. Demnach ist der Absolvent nach abgeschlossener DKG-Weiterbildung in der Lage, umfassend fachliche Aufgaben zu planen, Problemstellungen zu analysieren, zu bearbeiten und diese auszuwerten, um im Anschluss neue Lösungen zu entwickeln. Weiterhin besitzt er die Kompetenz, Arbeitsprozesse aus seinem Tätigkeitsfeld selbstständig zu steuern und bei Bedarf diese argumentativ zu begründen.

---

[104] vgl. Erläuterungen zur modularen DKG-Empfehlung vom 29.09.2015 für die Weiterbildung in den pflegerischen Fachgebieten (2015), S. 5ff.

49

Im Folgenden werden neben den Hintergründen zur Modularisierung, die Wichtigkeit des Qualifikationsrahmens herausgestellt, dem die Beschreibungen der Kompetenzniveaus 1-8 immanent sind.[105]

6.2 Bildungspolitische Entwicklungen für die Bereiche der Hochschulen und der beruflichen Bildung

Die Zusammenkunft der Bildungsminister aus Deutschland, Großbritannien, Frankreich und Italien an der Universität Sorbonne im Jahr 1998 gilt als Grundsteinlegung für die Bologna-Erklärung, die das Hochschulwesen im europäischen Raum grundlegend reformierte.[106]

Die im Jahr 1999 in Kraft getretene Reform prägte primär das Hochschulwesen in 29 bzw. 30[107] europäischen Staaten durch Bachelor-und Masterstudiengänge und schaffte eine vergleichbare Transparenz der Hochschulabschlüsse innerhalb Europas.

Bei der Betrachtung der angegebenen Ziele des Bologna-Prozesses wird neben der Transparenz von einzelnen Studienleistungen auch die Bedeutung der Kooperation der europäischen Staaten hinsichtlich der Mobilität und Flexibilität deutlich.

Das zweistufige modularisierte Studiensystem fasst die Stoffgebiete als eine abgeschlossene Einheit zusammen und verlangt einen Perspektivwechsel von allen Beteiligten. Die Betrachtung der Kompetenzen nach erfolgreich abgeschlossenem Modul steht für die sogenannte Outcome-Orientierung. Somit gilt es nicht mehr Inhalten nachzugehen, sondern das Ergebnis anhand von erreichten Kompetenzen in den Fokus zu rücken.[108]

Um eine höhere Vergleichbarkeit der einzelnen Studienleistungen und der Anerkennungsmöglichkeiten zu erreichen, wurde als allgemeingültiges

---

[105] vgl. DKG (2015), Erläuterungen zur modularen DKG-Empfehlung vom 29.09.2015 für die Weiterbildung in den pflegerischen Fachgebieten. S. 5.
[106] vgl. Eckardt, P. (2005), S. 29.
[107] Lichtensteins Unterschrift wurde anfangs übersehen, daher werden in der Literatur meist nur 29 Staaten aufgelistet. vgl. ebd. S. 29.
[108] vgl. ebd. S. 29ff.

Instrument für alle teilnehmenden europäischen Staaten das European Credit Transfer System (ECTS) eingeführt.[109] Die Erreichung der geforderten besseren Transparenz und leichteren Verständlichkeit der jeweiligen Abschlüsse im Hochschulbereich konnte durch die Einführung eines europäischen Diplomzusatzes (Diploma Supplement) umgesetzt werden. Hierbei handelt es sich um eine öffentliche Urkunde, welche unter anderem die abgeschlossenen Module und die dazugehörigen Kompetenzen ausweist. Das Diploma Supplement wird zusätzlich durch die Hochschulen ausgestellt und dem Prüfungszeugnis mit angehangen.[110]

Mindestens alle zwei Jahre finden Nachfolgekonferenzen durch die Minister der am Bologna-Prozess beteiligten Staaten statt, um festzulegen, welche Ziele in Zukunft für einen einheitlichen Hochschulraum erreicht werden sollen. Inzwischen ist die Beteiligung der europaweiten Harmonisierung der Hochschulreform auf 47 Mitgliedstaaten angestiegen.[111]

Nachdem durch den Bologna-Prozess die ersten Erfolge zu verzeichnen waren, kam die Frage auf, ob dieser Prozess auch für die berufliche Bildung eine Möglichkeit darstellt. Bei einer Tagung in Brügge im Jahr 2001 verständigten sich die für den Sektor der beruflichen Bildung zuständigen Generaldirektoren der EU auf eine Zusammenarbeit, mit dem Ziel, die berufliche Bildung voran zu bringen. Die vorgestellten Kernpunkte bezüglich einer Zusammenarbeit im berufsbildenden Sektor bilden den Grundstein für die im Jahr 2002 erfolgte Kopenhagen-Erklärung.[112]

Die europäischen Minister für berufliche Bildung sowie die Europäische Kommission setzten sich gemeinsame Ziele und entwickelten Instrumente, um die berufsbildungspolitische Zusammenarbeit voranzutreiben.[113]

---

[109] vgl. Winter, M. (2015).
[110] vgl. Bundeszentrale für politische Bildung (bpb) (2014).
[111] vgl. Winter, M. (2015).
[112] teilweise ist die Bezeichnung „Brügge-Kopenhagen-Prozess" in der Literatur zu finden, da der Grundstein für die Zusammenarbeit der beruflichen Bildung in Brügge 2001 gelegt worden ist. vgl. Hühn-Hempe, C., Thiel, V. (2013), S. 27.
[113] vgl. Fahle, K., Thiele, P. (2003).

Im Rahmen von zahlreichen Konferenzen wird der Kopenhagen-Prozess stetig weiterentwickelt, um den bildungspolitischen Forderungen nach Transparenz, Mobilität und Flexibilität innerhalb der beruflichen Bildung nachzukommen. Während des Treffens im Jahr 2004 in Maastricht stand die Entwicklung des einheitlichen Europäischen Qualifikationsrahmens (EQR) im Vordergrund, der einher geht mit dem „Leitbild des lebenslangen Lernens".[114]

Im Folgenden wird dieser Qualifikationsrahmen, das Leistungspunktesystem sowie die Modularisierung, näher erläutert.

6.2.1 Qualifikationsrahmen

Der Qualifikationsrahmen ist ein Instrument, welcher Strukturen von Bildungsabschlüssen aufzeigt und durch eine Kompetenzbeschreibung die Abschlüsse transparent und konvergent darstellt.[115] In Form dieses Rahmens können somit die Ziele der im Bologna- und Kopenhagen-Prozess geforderten vertikalen und horizontalen Durchlässigkeit sowie einer Mobilität innerhalb des europäischen Hochschul- und Berufsbildungsraumes offen dargelegt und erreicht werden. Neben der Funktion eine bessere Vergleichbarkeit und Anschlussfähigkeit zu erreichen, dient der Qualifikationsrahmen dazu, Kompetenzen der jeweiligen Absolventen einzuschätzen, zu beurteilen und diese strukturiert neu einordnen zu können.

Der EQR dient als ein übergeordneter Übersetzungsrahmen, der die national erworbenen Lernergebnisse europaweit belegt und das lebenslange Lernen fördert. Er dient als Referenzrahmen für die jeweiligen nationalen Qualifikationssysteme. Somit ist der DQR an den EQR angelehnt.[116]Seine Aufgabe besteht darin, die Bildungstransparenz zu steigern, die derzeit

---

[114] vgl. Europäisches Parlament (2012).
[115] vgl. Reiber, K. (2011), S. 1-9.
[116] vgl. Kultusminister Konferenz (KMK) (2017), Europäischer Qualifikationsrahmen/ Deutscher Qualifikationsrahmen.

durch unterschiedliche Bildungssysteme innerhalb von Europa erschwert ist.[117]

Im Jahr 2008 wurde der EQR durch die zuvor ausgesprochenen Empfehlungen seitens des Europäischen Parlamentes und des Rats entwickelt. Die Lernergebnisse werden im EQR mit Hilfe einer Beschreibung der Wissens- und Erkenntnisdimension auf einer horizontalen Ebene und acht Referenzniveaus auf einer vertikalen Ebene differenziert dargestellt. Diese horizontale Dimension wird in die Kategorien, Kenntnisse, Fertigkeiten und Kompetenz unterteilt. Anhand der jeweiligen Kategorien werden die Lernergebnisse (Outcomes) dargestellt. Somit wird deutlich, über welche Kompetenzen und Fertigkeiten der Lernende nach absolviertem Abschluss verfügen soll. Der Fokus richtet sich nicht mehr auf den Lerninput oder die Zeitspanne des Lernprozesses sondern auf das Lernergebnis im Sinne einer Outcomeorientierung.[118]

Das horizontale Niveau der Kenntnisse wird im EQR definiert als ein vorhandenes Theorie- oder auch Faktenwissen vom allgemeinbildenden Bereich bis hin zu hochspezialisierten Kenntnissen in einem bestimmten Arbeits- oder Lernfeld.

Die Fertigkeiten dagegen stehen für die Anwendung, Umsetzung und Benutzung der Kenntnisse auf kognitiver Ebene. Dazu zählen beispielsweise logisches Denken sowie die Geschicklichkeit bei der Ausführung von praktischen Fertigkeiten.

Als Kompetenz wird im EQR die Fähigkeit der Aufgabenübernahme mit Verantwortungsbewusstsein und Selbstständigkeit innerhalb bestimmter Handlungen in Arbeits- oder Lernkontexten beschrieben. Somit sind Kompetenzen die Fähigkeit, die in diesen Kontexten erworbenen Kenntnisse und Fertigkeiten in Verbindung mit personalen, sozialen und methodischen Befähigungen anzuwenden.[119]

---

[117] vgl. Kultusminister Konferenz (KMK) (2017), Was ist ein Qualifikationsrahmen?.
[118] vgl. Kultusminister Konferenz (KMK) (2017), DQR und EQR.
[119] vgl. Europäische Gemeinschaften (2008), S.3ff.

Auf der vertikalen Ebene unterscheidet der EQR acht Referenzniveaus. Diese decken erworbene Qualifikationen von der allgemeinen Schul- bis hin zur Hochschulbildung ab. Das nächsthöhere Qualifikationsniveau ist durch berufliche Aus- und Weiterbildungen oder akademische Abschlüsse zu erreichen.

Die Niveaustufen 1-8 beschreiben einen fortschreitenden und sich entwickelnden Anforderungs- und Komplexitätsprozess für den Lernenden. Jedes Qualifikationsniveau baut auf dem niedrigeren auf und schließt das vorhergehende mit ein.[120]

Folgende Schwerpunkte sind aus den Qualifikationsniveaus zu ermitteln:[121]

---

[120] vgl. Europäische Gemeinschaften (2008), 8f.
[121] vgl. Europäischer Qualifikationsrahmen (2017), und Reiber, K. (2011), S. 1-9.

Tabelle 3: Inhalte und Schwerpunkte des Europäischen Qualifikationsrahmens

Niveauveaustufen	Kenntnisse	Fertigkeiten	Kompetenz
Niveau 1	erforderliches allgemeines Wissen	erforderliche Fertigkeiten die zur Verrichtung einfacher Aufgaben notwendig sind	in einem vorgegebenen Zusammenhang unter Anleitung Arbeiten oder Lernen
Niveau 2	erforderliches Faktenwissen in einem Arbeits- oder Lernfeld, bereichsbezogen	erforderliche Fertigkeiten die zur Verrichtung einfacher Aufgaben unter Einsatz von logischem Denken und zur Hilfenahme von grundlegenden Instrumenten und Regeln betrifft	mit beginnender Selbstständigkeit unter Anleitung, Arbeiten oder Lernen
Niveau 3	in einem Arbeits- oder Lernfeld begrenztes Faktenwissen mit Know-how der dazugehörigen Prinzipien und Gesetze	Anwendung von grundlegenden Instrumenten und Regeln für die Durchführung von einer Reihe von Aufgaben und Lösungen für anfallende Probleme und Arbeiten	Verantwortung übernehmen bei der Durchführung von Aufgaben, eigenes Verhalten an Gegebenheiten anpassen
Niveau 4	Know-how in der Theorie mit dazugehörigem großflächigem, vielfältigem Faktenwissen in einem Arbeits- oder Lernfeld	Fertigkeiten, die für eine Lösung von speziellen Problemen in einem Arbeits- oder Lernfeld erforderlich sind	selbstständiges Handeln in bekannten Arbeits- oder Lernfeldern, bei Veränderungen dieses Handeln anpassen, Aufsicht von anderen Personen bei der Durchführung von bekannten, routinierten Handlungen
Niveau 5	breit angelegtes, differenziertes Theorie- und Faktenwissen in einem Arbeits- oder Lernfeld mit Wissen um die eigenen Grenzen	die Fertigkeit, abstrakte Probleme mit Hilfe von logischem, intuitivem und kreativem Denken zu erarbeiten und zu lösen	Aufsicht von anderen Personen bei der Durchführung von Handlungen, die nicht der Routine entsprechen und es hier zu unvorhersehbaren Schwierigkeiten kommen kann, Revision des eigenen Handeln bei der Durchführung von Handlungen
Niveau 6	kritische Betrachtung von Theorien und Grundsätzen, die in einem Arbeits- oder Lernfeld zur Anwendung gebracht werden, in diesem Arbeits- oder Lernfeld ist ein fortgeschrittenes Know-how vorhanden	Fertigkeiten sind vorhanden, die das Lösen von umfangreich und komplex einhergehenden Problemstellungen in einem spezialisierten Arbeits- oder Lernfeld mit Hilfe von Innovationsfähigkeit möglich machen	Übernahme von Verantwortung, Beaufsichtigung und Leitung komplexer, umfangreicher Tätigkeiten, Verantwortungsübernahme für die berufliche Ausbildung von Einzelpersonen oder Gruppen
Niveau 7	Know-how von neuesten, wissenschaftlichen Erkenntnissen, hochspezialisiertes Wissen in einem Arbeits- oder Lernfeld	die Fähigkeit, hochspezielle Probleme zu lösen und den daraus resultierende Gewinn an neuen Erkenntnissen sowie diese umsetzen für die Entwicklung von neuen Verfahren	Führung, Beaufsichtigung und Überprüfung von komplexen nicht vorher planbaren Arbeits- oder Lernfeldern sowie Vermittlung vom eigenem Fachwissen in der Berufspraxis
Niveau 8	unverkennbares, hochspezialisiertes Know-how im eigenen Arbeits- oder Lernfeld sowie in anderen Bereichen	die Fertigkeit, Verbindung verschiedener Denkansätze und Theorien um neue Lösungswege zu zentralen und komplexen Fragestellungen herzustellen und umzusetzen	Autorität im beruflichen Kontext, absolute Selbstständigkeit sowie hohes Engagement bei Entwicklung von neuen Strukturen unter Beachtung der aktuellen Wissenschaft

In den jeweiligen Niveaus ist eine deutliche Entwicklung der fachlichen Kompetenz zu erkennen. Die Verantwortungsübernahme von Aufgaben, selbstständigem Arbeiten sowie die Autonomie im beruflichen Handlungsfeld nehmen stringent zu.[122]

Eine Kompatibilität des EQR besteht zu dem Qualifikationsrahmen für die Hochschulbildung. Dennoch sind Formulierungsabweichungen zu finden. Der EQR ist konzipiert für ein lebenslanges Lernen, der mit Hilfe von Aus-, Fort- und Weiterbildungen die Erreichung von höheren Niveaustufen ermöglicht. Qualifikationen der beruflichen Laufbahn werden verständlich gemacht und ein Arbeitsplatzwechsel innerhalb von Europa dadurch erleichtert.

Der EQR basiert auf einer freiwilligen Basis der Länder, jedoch wurden seitens des Europäischen Parlaments und des Rates Empfehlungen ausgesprochen, die nationalen Qualifikationsrahmen mit dem EQR zu verknüpfen.[123]

Diesem Rat folgend haben das Bundesministerium für Bildung und Forschung (BMBF) und die Kultusministerkonferenz (KMK) den Deutschen Qualifikationsrahmen für lebenslanges Lernen (DQR) entwickelt. Er übernimmt innerhalb der Bundesrepublik Deutschland die Aufgabe, alle formell erworbenen Qualifikationen innerhalb des deutschen Bildungssystems zusammenzufassen und die Abschlüsse von der Allgemein- bis hin zur Hochschul- und Weiterbildung den jeweiligen Niveaustufen zuzuordnen. Hierdurch kann eine angemessene Vergleichbarkeit und eine Bewertung der deutschen Qualifikationen sichergestellt werden. Neben der Qualitätssicherung ermöglicht der DQR zudem eine berufliche Flexibilität innerhalb Europas. Darüber hinaus bietet er jedem Bürger in Deutschland die notwendige Transparenz zur Beteiligung am lebenslangen Lernen.[124] Ein durch den Bund und Länder einberufener Arbeitskreis Deutscher Qualifi-

---

[122] vgl. Reiber, K. (2011), S. 1-9.
[123] vgl. Europäischer Qualifikationsrahmen (2017).
[124] vgl. Arbeitskreis Deutscher Qualifikationsrahmen (AK DQR) (2011), S. 3ff.

kationsrahmen (AK DQR) formulierte folgende Ziele, die mit der Erstellung und Einführung des DQR erreicht werden sollten:[125]

- Transparenz des deutschen Qualifikationssystems
- eine Durchlässigkeit innerhalb des Bildungssystems sowie eine Sicherung der Qualität im deutschen Bildungssystem herstellen
- eine Gleichwertigkeit aufzeigen innerhalb verschiedener Bildungskategorien, ohne die dazugehörigen unterschiedlichen Qualifikationen außer Acht zu lassen
- erworbene Qualifikationen transparent darstellen und einordnen
- eine leichtere Anrechnung der erworbenen Qualifikationen innerhalb und außerhalb von Deutschland, die Mobilität von Lernenden dadurch auch zu fördern
- eine Orientierung an Lernergebnissen (Outcome-Orientierung) und Kompetenzen
- Anerkennung und Anrechnung von Kompetenzen und eine Stärkung des lebenslangen Lernens innerhalb von Deutschland.

Innerhalb des DQR werden Lernergebnisse beschrieben, die eine Möglichkeit darstellen, nicht nur formelles sondern auch informelles Lernen zuzuordnen.

Die Struktur des Aufbaus des DQR ähnelt dem des EQR. Die auf der vertikalen Ebene beschriebenen acht Referenzniveaus wurden in den DQR übernommen. Jedoch ist ein Schwerpunkt der Ausrichtung des DQR auf der horizontalen Ebene sichtbar. Der Kompetenzbegriff steht hier im Mittelpunkt einer viersäuligen Darstellung der zugrundeliegenden Kategorien.

Zu Beginn findet eine Differenzierung zwischen Fachkompetenz und Personaler Kompetenz statt. Die Fachkompetenz wiederum unterteilt sich in Wissen (Breite und Tiefe des erworbenen Wissens) und Fertigkeiten (Ausprägungsgrad der vorhandenen Fertigkeiten). Die Personale Kompetenz untergliedert sich in Sozialkompetenz (soziale Aspekte wie Teamfä-

---

[125] vgl. Bund-Länder-Koordinierungsstelle für den Deutschen Qualifikationsrahmen für lebenslanges Lernen (2013), S. 9f.

higkeit und Kommunikationsfähigkeit) und in die Selbstständigkeit (Eigenständigkeit und Verantwortungsbewusstsein).[126] Im DQR werden die jeweiligen Kompetenzen beschrieben als

„die Fähigkeit und Bereitschaft des Einzelnen, Kenntnisse und Fertigkeiten sowie persönliche, soziale und methodische Fähigkeiten zu nutzen und sich durchdacht sowie individuell und sozial verantwortlich zu verhalten."[127]

Die Methodenkompetenz hingegen findet in der Kompetenzdefinierung im DQR keine eigene Berücksichtigung, da die Methodenkompetenz als eine Querschnittskompetenz angesehen wird.[128]

Die Lernergebnisse, die im DQR als Kompetenzen ausgewiesen werden, beziehen sich sowohl auf die berufliche und persönliche Entwicklung, als auch auf die kognitive, affektive und motivationale Komponenten im Sinne einer globalen Handlungsfähigkeit. Unter Handlungskompetenz im Sinne des DQR versteht man demnach nicht nur das selbstständige Handeln im beruflichen Kontext, sondern auch die Fähigkeit eigenständig Entscheidungen treffen zu können.[129]

Wie in Kapitel 6.1 beschrieben, gibt die DKG das angestrebte Kompetenzniveau 6 an, das mit einer erfolgreich absolvierten Weiterbildung erreicht wird.

Dies verdeutlicht die Wertigkeit und Wichtigkeit von Fachweiterbildungen. Der Abschluss einer DKG-Weiterbildung, ungeachtet des Bildungsweges, ist gleichzusetzen mit einem Bachelorabschluss oder der im Handwerk erworbenen Meisterqualifikation.[130]

---

[126] vgl. Bund-Länder-Koordinierungsstelle für den Deutschen Qualifikationsrahmen für lebenslanges Lernen (2013), S. 16.
[127] ebd. S. 15.
[128] vgl. Arbeitskreis Deutscher Qualifikationsrahmen (AK DQR) (2011), S. 4.
[129] vgl. Bund-Länder-Koordinierungsstelle für den Deutschen Qualifikationsrahmen für lebenslanges Lernen (2013), S. 22f.
[130] vgl. DKG (2015), Erläuterungen zur modularen DKG-Empfehlung vom 29.09.2015 für die Weiterbildung in den pflegerischen Fachgebieten. S. 6f.

Im Bereich der Fachkompetenz verfügen die Absolventen über ein breites und tiefes Fachwissen, das an den aktuellen Stand der Wissenschaft angepasst ist. Aufgrund des vorhandenen großen Repertoires an methodischen Fertigkeiten, stellen komplexe Probleme kein Hindernis dar. Bei Bedarf können neue Lösungswege ausgewählt, bearbeitet und den Anforderungen angepasst werden. Die Personale Kompetenz schließt die Leitung und Führung von Gruppen ein. Die fachliche Entwicklung von Personen fördern und anleiten im beruflichen Kontext ist ebenso eingeschlossen wie den eigenen Standpunkt bei fachbezogenen Problemen im beruflichen Kontext argumentativ darzustellen und zu vertreten. Die Absolventen sind in der Lage, Lern- und Arbeitsprozesse selbstständig auszuwählen, zu gestalten, zu reflektieren und zu bewerten.[131]

Die notwendigen Kompetenzen die ein Praxisanleiter benötigt, werden im Niveau 6 deutlich abgebildet. Wie zuvor im Kapitel 4.3.2 dargestellt, bestehen die Aufgaben der Praxisanleiter darin, die Auszubildenden schrittweise an berufliche Tätigkeiten heranzuführen sowie die praktische Ausbildung zu koordinieren, zu begleiten und durchzuführen.

6.2.2 Lernergebnisse

Die Lernergebnisorientierung entstand im Kontext des Bologna-Prozesses, um die geforderten Ziele nach Mobilität, Transparenz, Anerkennung und Vergleichbarkeit von Abschlüssen zu erreichen. Um dies in der europäischen Bildung sicherzustellen, ist eine einheitliche Sprache bei der Verwendung und Formulierung von Lernergebnissen notwendig.[132] Eine weitere Voraussetzung für die Verwendung von Lernergebnissen, beinhaltet eine Einheitlichkeit hinsichtlich der Definition von Lernergebnissen, Lehr- und Lernzielen.[133]

---

[131] vgl. Bund-Länder-Koordinierungsstelle für den Deutschen Qualifikationsrahmen für lebenslanges Lernen (2013), S. 20.
[132] vgl. Schermutzki, M. (2007). S. 12f.
[133] vgl. Bundesministerium für Bildung und Forschung (BMBF)(Hrsg.) (2013), S. 6.

Lehrziele sind angestrebte allgemeine Ziele, die der Lehrende innerhalb einer Lehrveranstaltung oder eines Moduls durch seine Lehrtätigkeit zu erreichen versucht. Sie sind aus der Sicht des Lehrenden beschrieben und werden von ihm geplant und angepasst.

Lernziele geben eine detailliertere Auskunft über die Lehrinhalte, die durch den Lehrenden geplant/ festgelegt wurden. Hierbei kommt es häufig zur Formulierung der Lernziele aus unterschiedlichen Perspektiven, so dass die Formulierung sich nicht stringent aus der Sicht der Lehrenden bzw. der Lernenden präsentieren.[134]

Lernergebnisse (Learning outcomes) verschaffen dem Lerner eine Übersicht über seine im Lernprozess erreichten Kenntnisse, Fertigkeiten und Kompetenzen und sollen daher aus seiner Sicht formuliert sein.[135] Somit findet bei der Verwendung von Lernergebnissen ein Paradigmenwechsel statt, da nicht mehr der zu vermittelnde Lehrinhalt sondern die durch den Lerner erworbenen Kompetenzen in den Fokus gerückt werden.[136]

Um die Unterschiede zwischen Lehrzielen und Lernergebnissen zu verdeutlichen, veröffentliche die BMBF 2013 in der „Handreichung für Lernergebnisse" eine Darstellung in der anhand von Verben der Perspektivwechsel ersichtlich wird.

Lehrziele (Perspektive der Lehrenden)	Lernergebnisse (Perspektive der Lernenden)
• wissen	• unterscheiden zwischen
• verstehen	• wählen
• bestimmen	• zusammenfügen
• anerkennen	• anpassen
• begreifen	• identifizieren
• bekannt machen mit	• lösen, anwenden, aufzählen

Abbildung 2: **BMBF (Hrsg.) (2013), Beispiele von Verben für die Formulierung von Lehrzielen und Lernergebnissen, S.7.**

---

[134] vgl. Bundesministerium für Bildung und Forschung (BMBF)(Hrsg.) (2013), S. 6.
[135] vgl. ebd. S. 7f.
[136] vgl. Schermutzki, M. (2008), S. 5ff.

Die Verwendung von Lernergebnissen innerhalb von Studiengängen, Aus- und Weiterbildungen bietet die Möglichkeit der Vergleichbarkeit und Kompatibilität der jeweiligen Bildungswege.

In Kombination mit den Modulen und Leistungspunkten bieten die Lernergebnisse dem Lerner eine Darstellung des zu erwartenden Aufwandes für das Erreichen der angestrebten Qualifikation.[137]

Des Weiteren werden die Lernfortschritte, Kompetenzentwicklung und Kompetenzzugewinne durch die Verwendung von aktiven, klar verständlichen Verben auf unterschiedlichen Ebenen aufgezeigt. Sogenannte Lerntaxonomien unterstützen die Formulierung von Lernergebnissen, indem sie mit einer Niveaustufe innerhalb der Taxonomie verknüpft werden. Dadurch entsteht eine konkrete Aussage über die erreichte Kompetenz am Ende des Lernprozesses.

Bei der Beschreibung von Lernergebnissen haben sich vor allem Stufenmodelle mit der Differenzierung in kognitive, affektive und psychomotorische Taxonomien, durchgesetzt. Exemplarisch sei hier die kognitive Lernzieltaxonomie nach Bloom genannt.[138] Diese Lernzieltaxonomie ist als Stufenmodell aufgebaut und gliedert sich in die Niveaustufen: Wissen, Verstehen, Anwendung, Analyse, Synthese, Evaluation. Um den Lernergebnissen innerhalb der einzelnen Stufen eine Eindeutigkeit zu verleihen, wurden dem Stufenmodell nach Bloom in unterschiedlichsten Veröffentlichungen, Verben zugeordnet.[139]

Mit steigender Niveaustufe ist eine Steigerung der Anforderungen an den Lernenden verbunden. Es handelt sich hierbei um ein Bezugssystem, um Lernergebnisse nach den Anforderungen darzustellen, einzustufen und einzuordnen. Die Lernzieltaxonomie nach Bloom ist als hierarchisch aufgebautes Stufenmodell zu verstehen. Die nächsthöhere Niveaustufe kann

---

[137] vgl. Schermutzki (2007), S. 10f.
[138] vgl. Bloom, B. S. (1972), S. 31.
[139] vgl. Brühe, R. (2016), Modul EZW M3, Master Lehrer/in Pflege und Gesundheit, 2. Semester.

erst erreicht werden, wenn die darunter liegenden Niveaus durchlaufen wurden.[140]

Im Folgenden wird das Modell nach Bloom mit den jeweiligen Niveaustufen dargestellt.

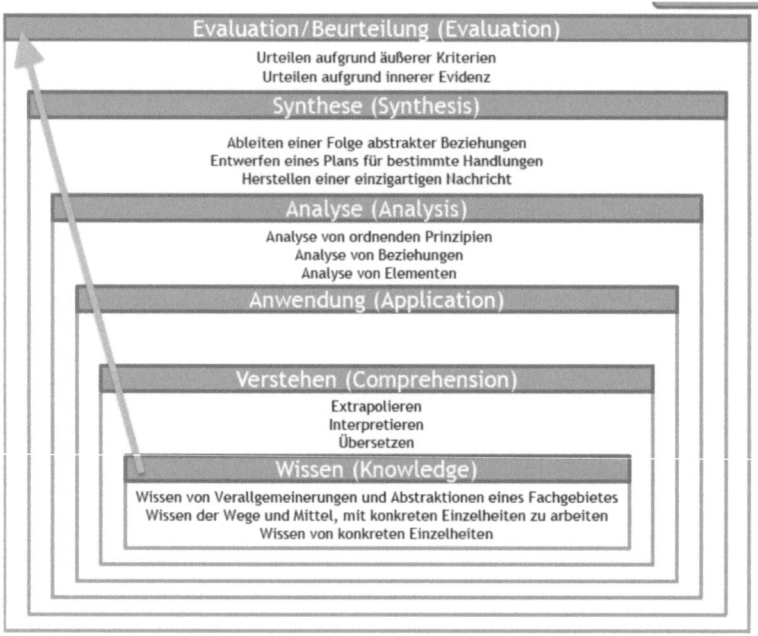

Abbildung 3: **Lernzieltaxonomie nach Bloom (1972) (Darstellung: Brühe, 2016).**

Die folgende Abbildung verdeutlicht die Darstellung der Verben zu den Niveaustufen, die von dem Deutschen Akademischen Austauschdienst (DAAD, 2008) zusammengestellt und durch das BMBF veröffentlicht wurden.[141]

---

[140] vgl. Nexus Impulse für die Praxis (2015), S. 4ff.
[141] Bundesministerium für Bildung und Forschung (BMBF) (Hrsg.) (2013), S. 14.

Lernniveaus/Niveaustufen	Beispiele für aktive Verben
1. Wissen	angeben, aufschreiben, aufzählen, aufzeichnen, ausführen, benennen, beschreiben, bezeichnen, darstellen, erinnern, reproduzieren, vervollständigen, zeichnen, zeigen, wiedergeben
2. Verstehen	begründen, beschreiben, deuten, einordnen, erklären, erläutern, interpretieren, ordnen, präzisieren, schildern, übersetzen, übertragen, umschreiben, unterscheiden, verdeutlichen, vergleichen, wiedergeben
3. Anwenden	abschätzen, anknüpfen, anwenden, aufstellen, ausführen, begründen, berechnen, bestimmen, beweisen, durchführen, einordnen, erstellen, entwickeln, interpretieren, formulieren, lösen, modifizieren, quantifizieren, realisieren, übersetzen, unterscheiden, umschreiben, verdeutlichen
4. Analysieren	ableiten, analysieren, auflösen, beschreiben, darlegen, einkreisen, erkennen, gegenüberstellen, gliedern, identifizieren, isolieren, klassifizieren, nachweisen, untersuchen, vergleichen, zerlegen, zuordnen
5. Synthetisieren	abfassen, aufbauen, aufstellen, ausarbeiten, bewerten, definieren, entwerfen, entwickeln, erläutern, gestalten, kombinieren, konstruieren, lösen, optimieren, organisieren, planen, Stellung nehmen, verfassen, zusammenstellen
6. Evaluieren	äußern, auswählen, auswerten, beurteilen, bewerten, differenzieren, entscheiden, folgern, gewichten, messen, prüfen, qualifizieren, urteilen, vereinfachen, vergleichen, vertreten, werten, widerlegen

Abbildung 4: **BMBF (Hrsg.) (2013), Verben für die Formulierung von Lernergebnissen in der kognitiven Domäne, S.14, modifiziert.**

Die Verben, die in der kognitiven Taxonomie nach Bloom abgebildet sind eignen sich zur Formulierung von Lernergebnissen aus dem Bereich der Fach- und Methodenkompetenz.[142]

Für die im DQR beschriebene Personale Kompetenz, mit der Unterteilung in Sozial- und Selbstkompetenz, eignet sich als Unterstützung für die Formulierung die affektive Taxonomie. Hierbei geht es um die Erweiterung der eigenen Einstellung sowie die Entwicklung von Interessen, Werten und Haltungen der Lernenden. Krathwohl, Bloom und Masia[143] haben für die affektiven Lernprozesse fünf Hauptkategorien entwickelt, welche ebenfalls durch Verben ergänzt wurden.[144]

---

[142] vgl. Nexus Impulse für die Praxis (2015), S. 6.
[143] vgl. Krathwohl, D. R., Bloom, B. S., Masia, B. B. (1975), S. 6.
[144] vgl. Nexus Impulse für die Praxis (2015), S. 6.

Stufe	Verben
1. Empfangen Bereitschaft, Informationen zu empfangen	auffallen, Aufmerksam werden, auswählen, beachten, bemerken, Bewusst werden, bedenken, beherzigen, berücksichtigen, entdecken, erfahren, feststellen, Gewahr werden, inne werden, in Rechnung stellen, wahrnehmen
2. Reagieren Die aktive Teilnahme am eigenen Lernen	Anteil nehmen an, angesprochen sein durch, Befriedigung empfinden, bereit sein zu, einwilligen, Freude haben, Gefallen finden an, interessiert sein an, sich richten nach
3. Werten Reicht von der bloßen Akzeptanz eines (gesellschaftlichen) Wertes bis hin zur eigenen Verpflichtung gegenüber diesen Werten	akzeptieren, annehmen, anerkennen, gutheißen, einverstanden sein, erfolgen, gelten lassen, sich binden, sich verpflichtet fühlen, sich einsetzen für, überzeugt sein, zulassen,
4. Organisieren von Werten Bezieht sich auf den funktionalen Ausgleich beim Zusammenstoßen verschiedener Werte oder Wertvorstellungen oder deren Akzeptanz bei eigener abweichender Meinung	abwägen, auseinandersetzen, Beziehungen herstellen, Beurteilungsmaßstäbe finden, einstufen, prüfen, Prioritäten entwickeln, richtig einschätzen, strukturieren, vergleichen, Werte abwägen, Werthaltungen entwickeln, Werte einordnen, würdigen
5. Charakterisieren von Werten Eigenes Wertesystem hinsichtlich Einstellungen, Ideen und Haltungen beschrieben, das sich Einzelne selbst auferlegt hat und nach dessen Maximen er konsistent und vorhersehbar agiert	

Abbildung 5: Nexus (2015), Taxonomie affektiver Lernprozesse nach B. Bloom und D. R. Krathwohl, S. 6, modifiziert.

Der affektive Lernprozess impliziert die Persönlichkeitsentwicklung. Bei Betrachtung der Verben wird deutlich, dass diese für eine Formulierung von Lernergebnisse verwendet werden können, die etwas über die Haltung aussagen sowie im Umgang für ethisches Handeln von Bedeutung sind.

Der Bereich der psychomotorischen Taxonomie nach Bloom und Dave, umfasst die physischen Fertigkeiten, das Lernen und Einüben von Bewegungsabläufen. Die hier abgebildeten Verben eignen sich für die Formulierung von Lernergebnissen aus dem Bereich Können, Handeln, Tun. Da diese Verben überlegtes Handeln abbilden, dienen sie besonders gut als

Hilfestellung bei der Formulierung von Lernergebnisse für die praktische Prüfung.[145]

Die Verwendung der Taxonomien nach Bloom, Krathwohl, Masia und Dave sind als Hilfestellung für die Formulierung von Lernergebnissen sowie zur Darstellung der unterschiedlichen Komplexitäten von Lernen sinnvoll. Sie dienen auch der Bewertung einzelner Lernergebnisse durch die verschiedenen Niveaustufen und können für die Formulierung von Beurteilungskriterien und als Beurteilungsmethoden eingesetzt werden.[146]

Die Modulverantwortlichen müssen bei der Formulierung von Lernergebnissen festlegen, über welche Vorkenntnisse und Fähigkeiten die Lernenden als Voraussetzung zur Teilnahme an den Modulveranstaltungen verfügen sollen. Bei der Verwendung von Lernergebnissen soll grundsätzlich auf eine angemessene Anzahl geachtet werden.[147]

Des Weiteren bedarf es der Reflexion und Formulierung von Resultaten im Sinne einer erfolgreichen Teilnahme an einer Modulveranstaltung. Dadurch soll der Kompetenzerwerb des Teilnehmers abgebildet werden.

Die Lernergebnisse sind als bewertbare, berufliche Kompetenzen zu betrachten und werden aus der Perspektive der Teilnehmer bzw. der Lernenden beschrieben. Somit wird die Outcome-Orientierung deutlich, indem nicht das Lernziel sondern das Resultat nach beendetem Lernprozess beschrieben wird.[148]

Um eine Formulierungsverwechslung von Lernzielen oder Lerninhalten zu vermeiden, wird empfohlen die Lernergebnisse durch einen Satz einzuleiten: *„Die Lernenden sind in der Lage...".*[149] Die darauf folgende Satzhälfte beinhaltet das konkret formulierte Lernergebnis.

---

[145] vgl. Bundesministerium für Bildung und Forschung (BMBF) (Hrsg.) (2013), S. 14ff.
[146] vgl. Nexus Impulse für die Praxis (2015), S. 5f.
[147] vgl. Schermutzki, M. (2007), S. 22.
[148] vgl. Bundesministerium für Bildung und Forschung (BMBF) (Hrsg.) (2013), S. 19.
[149] Zentrum für Qualitätssicherung und-entwicklung (2014), S. 3.

Dieser Forderung kommt die DKG nach und leitet die Formulierung der Lernergebnisse ein durch *„Die Teilnehmenden...".*[150]

Die Lernergebnisse sind unter Verwendung eines aktiven Verbs knapp und präzise zu formulieren. Sie müssen für den Lernenden bzw. den Teilnehmer überprüfbar sein, um eine selbstständige Beurteilung der erreichten Ergebnisse vornehmen zu können.

Weiterhin muss beachtet werden, dass die Lernergebnisse in einem definierten, zur Verfügung stehenden Zeitrahmen zu erreichen sind und dass das Ergebnis des Moduls zum Gesamtergebnis des Studiengangs bzw. zur Fort- und Weiterbildung passt.

Die eingesetzten Lehr-/Lernmethoden orientieren sich an den formulierten Lernergebnissen und sollten eine darauf abgestimmte Leistungsüberprüfung zur Folge haben.[151]

Die mögliche Prüfungsmethode lässt sich anhand der verwendeten aktiven Verben aus den Lernergebnissen ableiten. Für die Erhebung von Fach- und Methodenkompetenz bieten sich im Allgemeinen schriftliche Prüfungen an, hingegen lassen sich die sozial-kommunikativen Kompetenzen mit den dazugehörigen Selbstkompetenzen idealerweise mündlich überprüfen. Lernergebnisse, die mit Verben aus dem Bereich der psychomotorischen Taxonomie formuliert wurden, können anhand einer praktischen Überprüfung leichter überprüft werden, da sie Bezug auf die Anwendung nehmen.[152]

Innerhalb der DKG-Weiterbildung werden unterschiedliche Prüfungsverfahren ausgewiesen. Modulprüfungen können aus einer Klausur, einer schriftlichen Hausarbeit und/oder Projektarbeit, einer mündlichen oder einer praktischen Prüfung bestehen. Die Abschlussprüfung der Weiterbil-

---

[150] DKG-AG Weiterbildung zur Praxisanleitung (2015), Anlage I. S. 4.
[151] vgl. Nexus Impulse für die Praxis (2015), S. 7.
[152] vgl. Bundesministerium für Bildung und Forschung (BMBF) (Hrsg.) (2013), S. 21ff.

dung zum Praxisanleiter beinhaltet eine mündliche Überprüfung auf Grundlage der zwei Praxisanleitungsmodule.[153]

6.2.3 Selbstgesteuertes Lernen

In vielen Ländern Europas werden zurzeit Qualifikationsrahmen einge-führt, wovon der DQR ein Beispiel ist. Ein gemeinsames Ziel ist es, Trans-parenz zu schaffen im Bereich von Qualifikationen und Kompetenzen. Als wichtige Voraussetzung dazu wird ein selbstständiges, selbstgesteuertes Lernen, im Sinne von lebenslangem Lernen gefordert, wie im Kapitel 6.1.2 dargestellt. Auch die DKG- Empfehlung für die Weiterbildung zur Praxis-anleitung von 2015 beschreibt in § 7, dass 10% der geforderten Stunden-zahl in Form von selbstgesteuertem Lernen durchgeführt werden können.

In dem Beschluss der Kultusministerkonferenz vom 14.April 2000 wurde die Bedeutung des selbstgesteuerten Lernens ebenfalls in einen Kontext mit lebenslangem Lernen gebracht. Der Mensch entscheidet selbst dar-über, welche selbst- oder fremdorganisierten Lernmöglichkeiten in den Lernprozess einbezogen werden. Die Bildungseinrichtung muss das Ler-nen in dem Sinne organisieren, dass die persönliche Entwicklung des Ein-zelnen gefördert und er dazu befähigt wird, Verantwortung zu übernehmen sowie neue Kenntnisse und Fähigkeiten zu erwerben, *„von Anfang an und ein Leben lang"*.[154]

In der praktischen Umsetzung bedeutet dies, dass Lernumgebungen ge-schaffen werden müssen, die sowohl selbstständiges Denken und Lernen, als auch die Fähigkeit zur Eigenreflexion ermöglichen.
Nach Huber und Roth (in Falk, J.) ist selbstgesteuerter Unterricht gekenn-zeichnet durch:

- ein hohes Informationsangebot
- eine Unterrichtsgestaltung mit kooperativen Lernformen
- Stärkung der Eigenverantwortlichkeit

---

[153] vgl. DKG-AG Weiterbildung zur Praxisanleitung (2015), S. 8f.
[154] Kultusministerkonferenz (2000), S. 2.

- problemorientierte Aufgabenstellungen mit mehreren Lösungsmöglichkeiten
- die Mitwirkung bei der Bewertung von Leistungen durch Selbstbewertung und Reflexion des Lern- und Arbeitsprozesses
- die Betonung offener Unterrichtsformen im Gesamtgeschehen des Unterrichts.[155]

Selbstgesteuertes Lernen wird hier nicht im Gegensatz zu stark strukturierten Lernsituationen gesehen, sondern beide Verfahren sollen in Interaktion miteinander treten, da beide Lernformen ihre Berechtigung haben und als Ergänzung verstanden werden sollen.

In der folgenden Abbildung wird verdeutlicht, wie sich verschiedene Unterrichtsformen durch ihre Sozialform und das Ausmaß der damit verbundenen Fremd- oder Selbststeuerung lokalisieren lassen.

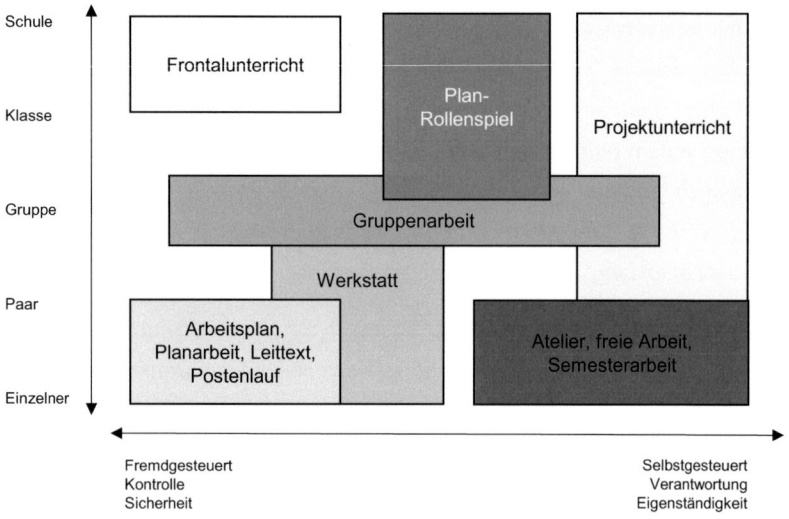

Abbildung 6: Falk, J. (2010), S.121, modifiziert.

---

[155] vgl. Falk, J.(2010), S. 121.

In welcher Ausprägung lehrerzentrierte oder schülerzentrierte Phasen kombiniert werden, erfordert hohe pädagogische Kompetenz, die eine tiefe Auseinandersetzung des Lehrenden mit dem jeweiligen Verfahren voraussetzt.

Im November 2016 wurde durch eine der Autorinnen eine E-Mail an die DKG gerichtet, mit der Bitte eine Aussage darüber zu erhalten, welches Verständnis von selbstgesteuertem Lernen sie in ihren Empfehlungen zugrunde legen. Laut Aussage der DKG wird als „Selbstgesteuertes Lernen oder Selbststudium eine zeitlich, räumlich, inhaltlich und methodisch von der Bildungseinrichtung bestimmte Unterrichts-/Lehrveranstaltung bezeichnet".[156] Diese Definition, deren Quelle nicht bekannt ist, lässt der Bildungseinrichtung zusätzlichen Spielraum, bei der Organisation der Lehr-, Lernsituationen.

6.2.4 Leistungspunktesystem

Ein bedeutendes Ziel des Bologna-Prozesses war die Erreichung einer höheren Vergleichbarkeit und Mobilität von einzelnen Studienleistungen. Um dieses Ziel zu erreichen wurden, wie zuvor in Kapitel 6.2 beschrieben, Instrumente eingeführt wie das Diploma Supplement, der Qualifikationsrahmen und das Kreditpunktesystem ECTS.

Beim ECTS handelt es sich um ein Instrument, das Studienleistungen messen und übertragen kann. Entwickelt wurde dieses Leistungspunktesystem durch die Europäische Kommission und wird seit 1997 durch die Hochschulen angewendet. Die Punkte werden nach Arbeitsbelastung den Modulen zugeordnet. Erfasst werden neben den Anwesenheitszeiten auch die Vor- und Nachbereitungszeiten sowie die Zeit zur Prüfungsvorbereitung. Vergeben werden pro Semester 30 Kreditpunkte, wovon ein Kredit-

---

[156] Diese Definition des Begriffes „selbstgesteuertes Lernen" erhielt eine der Autorinnen als Antwort auf die Frage, welches Begriffsverständnis in der Weiterbildungsempfehlung zur Praxisanleitung vom 29.09.1015 zugrunde liegt, von der Deutschen Krankenhausgesellschaft. Der Mailkontakt fand im Oktober 2016 statt.

punkt einen Zeitumfang von circa 25-30 Stunden Arbeitszeit für den Studenten vorsieht.[157]

Die Voraussetzung für die Anrechenbarkeit des ECTS besteht darin, das eine modularisierte Hochschulstruktur vorhanden ist und die Lernergebnisse in Modulen dargestellt werden. In Form einer Modulabschlussprüfung findet eine Evaluation der erworbenen Kompetenzen statt. Zu beachten ist hierbei, dass lediglich ein Nachweis über das Bestehen eines Moduls erfolgt und die Note separat vergeben werden muss. Je komplexer der Inhalt eines Moduls ist und je mehr Arbeitszeit zur Bearbeitung benötigt wird, desto höher ist die Anzahl der zu erreichenden Kreditpunkte.[158]

In der beruflichen Bildung ist ein Leistungspunktesystem im Rahmen des Kopenhagen-Prozesses entstanden. Der ECVET (Euopean Credit System for Vocational Education and Training) dient einer leichteren Anerkennung von erworbenen Kompetenzen, sowie ihrem Transfer innerhalb des europäischen Raumes. Die Förderung der europäischen Mobilität der Arbeitnehmer auf dem Arbeitsmarkt und innerhalb des Aus- und Weiterbildungssystems stehen hierbei im Mittelpunkt. Im November 2007 wurde durch den Bildungsrat der EU die Einführung des Kreditpunktesystems beschlossen.[159]

Bereits im Juni 2009 gaben das Europäische Parlament und der Rat eine Empfehlung zur Einrichtung des Europäischen Leistungspunktesystems für die Berufsbildung heraus. Leistungspunkte (Credits) bezeichnen einen Satz von Lernergebnissen, „ mit dem die Anrechnung, Anerkennung und Akkumulierung bewerteter Lernergebnisse von Einzelpersonen, die eine Qualifikation erwerben wollen, erleichtert wird".[160] Diese Empfehlung ist als Ergänzung zu den Empfehlungen des EQR zu sehen, deren Einführung und Umsetzung lediglich auf freiwilliger Basis erfolgen kann.[161]

---

[157] vgl. Eckardt, P. (2005), S. 84ff.
[158] vgl. Kühn-Hempe, C., Thiel, V. (2013), S. 36ff.
[159] vgl. Bundesministerium für Bildung und Forschung (BMBF) (2008), S. 18ff.
[160] Das Europäische Parlament, Der Rat (2009), S. 4.
[161] vgl. ebd. S. 10f.

Die Spezifikation jeder Einheit soll demzufolge über bestimmte Merkmale verfügen:

- die allgemeine Bezeichnung der Einheit
- die Bezeichnung der Qualifikation
- das EQR-Niveau soll festgelegt sein
- Lernergebnisse sollen formuliert sein
- ein Verfahren und Kriterien für die Bewertung dieser Lernergebnisse soll erfolgen
- jeder Einheit sollen ECVET- Punkte zugeordnet werden.

Die Empfehlung der Europäischen Union und des Rats schlagen vor, für die erwarteten Lernergebnisse eines Jahres in einer Vollzeit- Berufsausbildung 60 Credits zu vergeben.[162] Formal werden Credits für die Qualifikation als Ganzes und dann für die einzelnen Einheiten (Module) vergeben. Sie schlagen vor, dass Credits für Qualifikationen, für die es keinen formalen Referenz- Bildungswert gibt, durch Einschätzung zuerkannt werden können.[163]

Im Rahmen der Recherche dieser Thesis konnte ein Modulhandbuch für die dreijährige Altenpflegeausbildung in Nordrhein- Westfalen eine Einschätzung von Credits in der beruflichen Bildung liefern.[164] Neben der Vergabe von Credits für Präsenzzeiten schlagen die Autorinnen des Modulhandbuchs für die Berechnung von Selbstlernzeiten (Vor- und Nachbereitung des Unterrichts, die Ausarbeitung von Praxis- und Lernaufgaben und das Erstellen von Prüfungsleistungen) eine Pauschale von 45 Minuten pro Unterrichtseinheit vor.

Die DKG verzichtet in den modularisierten Weiterbildungen auf die Benutzung eines Leistungspunktesystems. Sie verweist dabei auf eine kritische Betrachtung von Ingwersen. Diese sieht in der Vergabe von Leistungspunkten die Gefahr einer systematischen Unterbewertung von deutschen

---

[162] vgl. Das Europäische Parlament, Der Rat (2009), Anhang II, S. 2ff.
[163] vgl. ebd. S. 7.
[164] vgl. Hundenborn, G., Kühn- Hempe, C. (2011), S. 19f.

Bildungsabschlüssen und befürchtet, dass durch die Modularisierung die Ganzheitlichkeit beruflicher Bildung verloren geht.[165] Ein weiteres Argument der DKG, sich gegen die Vergabe von Leistungspunkten zu entscheiden, ist die derzeitige Freiwilligkeit der Teilnahme aller Mitgliedstaaten der EU. Somit wurde auf die Verwendung verzichtet und der Schwerpunkt auf eine ausführliche Beschreibung der Lernergebnisse gelegt. Diese Lernergebnisse wiederum sind laut DKG so ausführlich und gründlich beschrieben, dass eine unkomplizierte Zuweisung innerhalb des DQR in das Kompetenzniveau 6 möglich ist.[166]

6.3 Modularisierung als Gestaltungs- und Strukturierungsprinzip

Wie bereits unter 5.4 erwähnt liegt der DKG-Empfehlung für die Weiterbildung zur Praxisanleitung eine modularisierte Form zugrunde. Als Gründe für den modularisierten Aufbau werden in der Erläuterung für die Weiterbildung in den pflegerischen Fachgebieten der DKG die Öffnung und Flexibilität der Bildungsgänge genannt. Die Modularisierung stellt ein Prinzip dar, durch deren Hilfe eine Strukturierung und Gestaltung von pflegerischen Weiterbildungen stattfinden kann. Dies eröffnet für die Teilnehmer eine transparente Darstellung der Lernergebnisse, die nach erfolgreichem Abschluss vorhanden sein sollen. Als weiteren Grund nennt die DKG, dass durch die Lernergebnisorientierung eine Anrechnung von bereits absolvierten Leistungen möglich und eine horizontale sowie vertikale Durchlässigkeit vorhanden ist.[167]

In einem Prüfungsverfahren können diese anzurechnenden Lernergebnisse auf Gleichwertigkeit überprüft werden. Die hierzu benötigte Transparenz ist durch Verwendung von Modulen möglich. Module beinhalten thematisch zusammengefügte und in sich abgerundete Stoffgebiete, die zu

---

[165] vgl. Ingwersen, R. (2009), S. 43ff.
[166] vgl. DKG (2015), Erläuterungen zur modularen DKG-Empfehlung vom 29.09.2015 für die Weiterbildung in den pflegerischen Fachgebieten. S. 16f.
[167] vgl. ebd. S. 8

einer Einheit zusammenfasst sind und als Ganzes abgeprüft werden. Die Lernergebnisse sowie die vorhandenen Handlungskompetenzen sind für jeden Absolventen ersichtlich nach Beendigung des Moduls.[168]

Die Module innerhalb der DKG-Weiterbildungen wurden so konzipiert, dass sie gemäß den Vorgaben des DQR die Transparenz der Lehrinhalte darstellen und die zu erwartenden Handlungskompetenzen der Absolventen ausweisen. Hierfür wurden diese jeweils unterteilt in Moduleinheiten, die in der Gesamtheit ein Modul ergeben.[169] Die Darlegung der Module erfolgt auf zwei Ebenen. Innerhalb der ersten Ebene beschreibt die DKG den Bildungsgang, sowie eine Modulbezeichnung mit Codierung, die Gesamtstundenzahl und den dazugehörigen Stundenumfang der jeweiligen Moduleinheiten. Die Ausweisung der Handlungskompetenz rundet die erste Ebene der Module ab.

Die zweite Ebene bezieht sich auf den Aufbau der Moduleinheiten und ähnelt dem der ersten Ebene. Hier findet ebenfalls eine Bezeichnung und Beschreibung der Moduleinheiten mit passender Codierung, Stundenumfang sowie den Handlungskompetenzen statt. In Form von Lernergebnissen wird seitens der DKG das Wissen, Können und in der Lage sein zu tun nach vollendeter Weiterbildung beschrieben. Die thematischen Inhalte mit dazugehörigen Literaturempfehlungen vervollständigen die zweite Ebene.[170]

Erläuterungen zu den Darlegungselementen innerhalb der Module und deren Moduleinheiten ist nur in den Erläuterungen für die Weiterbildung in den pflegerischen Fachgebieten aufzufinden. Im konzeptionellen Teil dieser Arbeit findet daher eine umfassende Darlegung der Strukturierungsform der Module und den dazugehörigen Moduleinheiten statt.

---

[168] vgl. Kloas, P-W. (1998).
[169] vgl. DKG (2015), Erläuterungen zur modularen DKG-Empfehlung vom 29.09.2015 für die Weiterbildung in den pflegerischen Fachgebieten. S. 10.
[170] vgl. DKG-AG Weiterbildung zur Praxisanleitung (2015), Anlage I, S. 3ff.

6.3.1 Das Modul

Im lateinischen Nominativ *„modulus"* wird der Ursprung des Begriffs „Modul", übersetzt als *„das Maß", „der Maßstab".*[171] Eine allgemeine Übersetzung lautet:

- *„(besonders Elektrotechnik) austauschbares, komplexes Element innerhalb eines Gesamtsystems, eines Gerätes oder einer Maschine, das eine geschlossene Funktionseinheit bildet"*[172]
- *„Lehreinheit bei bestimmten Hochschulstudiengängen."*[173]

Die Bund-Länder Kommission für Bildungsplanung und Forschung (BLK) bezeichnet Module als

„ein Cluster bzw. ein Verbund von Lehrveranstaltungen, die sich einem bestimmten thematischen oder inhaltlichen Schwerpunkt widmen. Ein Modul ist damit eine inhaltlich und zeitlich abgeschlossene Lehr- und Lerneinheit, die sich aus verschiedenen Lehrveranstaltungen zusammensetzen kann. Es ist qualitativ (Inhalte) und quantitativ (Anrechnungspunkte) beschreibbar und muss bewertbar (Prüfbar) sein."[174]

Deutlich wird durch diese Definition der BLK, dass ein Modul eine Einheit ist, die mit anderen Einheiten zu einem höherwertigen ganzen Gefüge zusammengesetzt wird. Daraus entsteht die Option, dass einzelne Module durch andere ersetzt werden können und sich somit eine hohe Anzahl an verschiedenen Kombinationsmöglichkeiten ergibt. Diese Variationsmöglichkeiten beschreibt Kloas 1998 ebenfalls in seiner Definition und ergänzt die Mehrfachverwendbarkeit der Module innerhalb unterschiedlicher Bildungswege. Eine Bildungszeitverkürzung durch eine Verbindung von Aus- und Weiterbildungsmodulen stellt hier einen Neuorientierungsrahmen für eine modularisierte Weiterbildung dar.[175] Diesen Grundgedanken greift die DKG in ihren Weiterbildungen auf, indem Basismodule entwickelt wurden,

---

[171] PONS Online-Wörterbuch (2017).
[172] Duden Online (2017).
[173] ebd.
[174] Bund-Länder-Kommission für Bildungsplanung und Forschungsförderung (2002), S. 4.
[175] vgl. Kloas, P-W. (1998).

die für alle Weiterbildungen innerhalb der DKG einheitlich sind. Somit ist eine Bildungszeitverkürzung möglich und eine Anrechnung von 100 Stunden pflegerischer Weiterbildungen auf die geforderten 200 Stunden für die Weiterbildung zur Praxisanleitung können erfolgen.[176]

In der Empfehlung für die Weiterbildung zur Praxisanleitung werden die beiden Module auf der ersten Ebene als Module für die Praxisanleitung ausgewiesen und auf einer zweiten Ebene in Moduleinheiten unterteilt.

- Modul für die Praxisanleitung I (PA M I) beinhaltet die Anwendung der Grundlagen von Praxisanleitung und unterteilt sich in folgende Moduleinheiten:
    - *„Lernen"*
    - *„Theoriegeleitet pflegen"*
    - *„Anleitungsprozesse planen und gestalten"*
    - *„Qualitätsmanagement – Arbeitsabläufe in komplexen Situationen darstellen"[177]*
- Modul für die Praxisanleitung II (PA M II) impliziert das professionelle Handeln innerhalb des Tätigkeitsfelds der Praxisanleitung und differenziert sich in dementsprechende Moduleinheiten:
    - *„Die Rolle als Praxisanleiter wahrnehmen"*
    - *„Anleiten"*
    - *„Beurteilen und bewerten"[178]*

Mit Hilfe dieser Unterteilung in Moduleinheiten wird die Komplexität der Module reduziert und inhaltlich verschiedene Schwerpunkte bearbeitet. Trotz der inhaltlichen Verteilung der Schwerpunkte innerhalb der einzelnen Moduleinheiten, stellt ein Modul eine in sich abgerundete sowie abgeschlossene Lehr-, Lerneinheit dar.[179]

---

[176] vgl. Erläuterungen zur modularen DKG-Empfehlung vom 29.09.2015 für die Weiterbildung in den pflegerischen Fachgebieten (2015), S. 10.
[177] DKG-AG Weiterbildung zur Praxisanleitung (2015), Anlage I, S. 2.
[178] DKG-AG Weiterbildung zur Praxisanleitung (2015), Anlage I, S. 2.
[179] vgl. Bund-Länder-Kommission für Bildungsplanung und Forschungsförderung (2002), S. 4.

Gemäß den Vorgaben der Kultusministerkonferenz (KMK) gibt es verschiedene Anforderungen an ein Modul. Neben dem bereits in vorherigen Kapiteln beschriebenen Arbeitsaufwand und den sich daraus ergebenden Leistungspunkten, muss als Mindeststandard für eine Modulbeschreibung Folgendes enthalten sein:[180]

- Inhalt und Qualifikationsziele des Moduls
  - In diesem Punkt werden die Lernergebnisse dargestellt, welche die zu erreichenden Kompetenzen beinhalten. Sie sind auf die Moduleinheit und an den angestrebten Abschluss angepasst.
- Lehrformen
  - Um das angestrebte Qualifikationsziel zu erreichen, sind verschiedene Lehrformen notwendig. Die jeweiligen Lehrformen sind hier hinterlegt.
    - Als Beispiel: Blended learning, dieses Konzept besteht aus einer Präsenzphase (Wissensvertiefung durch Vorträge, Diskussionen im Plenum etc.) und einer E-Learning Phase (Wissenserwerb durch selbstgesteuertem Lernen mit Unterstützung durch Telekommunikation, Internet).
- Voraussetzungen für die Teilnahme
  - Hier werden notwendige Voraussetzungen, die zur Teilnahme befähigen, beschrieben. Sowohl die zugelassenen Berufsgruppen als auch die notwendigen Module, welche bereits absolviert sein müssen, finden sich hier wieder.
- Verwendbarkeit des Moduls
  - Die Zweckmäßigkeit des Moduls inklusive einer genauen Beschreibung und der Zusammenhang zu anderen Modulen ist Inhalt von diesem Element. Dies findet im Sinne einer didaktischen Kommentierung des Gesamtmoduls statt.
- Voraussetzung für die Vergabe von Leistungspunkten

---

[180] vgl. Kultusministerkonferenz (KMK) (2000), Rahmenvorgaben für die Einführung von Leistungspunktsystemen und die Modularisierung von Studiengängen. S. 3ff.

- Die für ein bestimmtes Modul erworbenen Leistungspunkte müssen durch eine Prüfung erfolgreich nachgewiesen werden. Diese kann durch eine oder mehrere Prüfungsleistungen erfolgen. Zu erwähnen ist aber, dass die Prüfungsleistung in der Modulbeschreibung festgelegt sein muss, damit die Teilnehmer erkennen können, mit welcher Prüfungslast sie zu rechnen haben.

- Leistungspunkte und Noten
  - Bei einer Modulprüfung handelt es sich um ein Instrument zur Qualitätsüberprüfung der einzelnen erreichten Ziele und Ergebnisse eines studierten Moduls. Eine Modulprüfung kann schriftlich, mündlich oder aus einer Kombination von verschiedenen Teilleistungen erfolgen. Der Teilnehmer erhält die ihm zustehenden Leistungspunkte bei erfolgreich absolvierter Prüfung (Note 4,0 oder besser).

- Häufigkeit des Angebots von Modulen
  - Die zeitliche Abstimmung ist so festgelegt, dass jeder Teilnehmer in der Regelstudienzeit die Module absolvieren kann. Es muss transparent sein, ob das Modul jährlich oder mit größeren Zeitabständen angeboten wird.

- Arbeitsaufwand
  - Ein Modul muss den Gesamtarbeitsaufwand und die Leistungspunkte beinhalten.

- Dauer der Module
  - In einer Richtlinie der jeweiligen Organisation ist die Dauer der Module festgelegt. Die notwendige Transparenz kann innerhalb eines Modulhandbuches dargestellt werden, in dem die Moduldauer festgelegt ist und für jeden Interessierten eine Übersicht bietet.

Erforderlich, aber durch die KMK nicht extra erwähnt, ist die genaue Bezeichnung eines Moduls. Dieses sollte einen eindeutigen Titel besitzen, um eine rasche Identifikation der dazugehörigen Handlungskompetenzen die zu erreichen sind, kurz und sachlich darzustellen.[181]

Handlungskompetenzen bestehen aus drei übergeordneten Kompetenzen. Die Fachkompetenz beschreibt die Fähigkeit, Aufgaben und Probleme auf der Grundlage von fachlichem Wissen und Können, zielorientiert und methodengeleitet eigenständig zu lösen und das Ergebnis zu evaluieren.

Derjenige, der Selbstkompetenz besitzt, hat die Fähigkeit sowie die nötige Bereitschaft, auf sich zukommende Anforderungen und Chancen innerhalb der Familie, des Berufes und des öffentlichen Lebens zu erfassen und zu bewerten. Die Entwicklung von eigenen Lebensplänen sowie die Eigenschaften der Kritikfähigkeit und des Verantwortungsbewusstseins beinhalten die Selbstkompetenz.

Soziale Beziehungen leben und gestalten, sich anderen Personen zuwenden und sich verantwortungsbewusst miteinander zu verständigen, beinhaltet die Fähigkeit der Sozialkompetenz.

Jede der zuvor genannten Kompetenzen beinhaltet weitere Teilkompetenzen. Zu den immanenten Kompetenzen zählen die Methodenkompetenz, kommunikative Kompetenz und die Lernkompetenz.

Die Fähigkeit planmäßig und zielgereichtet zu arbeiten, beschreibt die Methodenkompetenz. Kommunikative Situationen zu verstehen und diese so zu gestalten, dass Eigen- und Fremdbedürfnisse des Gegenübers mit inkludiert sind, zählt zu der Fähigkeit der kommunikativen Kompetenz. Das geforderte lebenslange Lernen findet Bedeutung bei den Lernkompetenzen. Hierbei handelt es sich nicht nur um die Fähigkeit, sich Lerninhalte selbstständig und erfolgreich anzueignen, sondern auch das eigene Lernen zu reflektieren, neue eigene Lerntechniken und Strategien zu entwickeln und diese anzuwenden.[182]

---

[181] vgl. Hühn-Hempe, C., Thiel, V. (2013), S. 43.
[182] vgl. Sekretariat der Kultusministerkonferenz (2011), S. 13ff.

Module sind demnach auf den Erwerb von Kompetenzen für ein Berufsbild ausgelegt. Das benötigte Kompetenzprofil, um aufkommende Aufgaben und Herausforderungen adäquat im beruflichen Alltag bewältigen zu können, stehen im Vordergrund und die zu erwartenden Handlungskompetenzen werden eindeutig innerhalb eines Moduls beschrieben.

Um die Handlungskompetenzen zu konkretisieren und als eindeutige Ausweisung von Lernergebnissen transparent zu machen, wird empfohlen, ein aktives Verb zu verwenden.[183]

Aktive Verben sind handlungsinitiierende Verben, die in der Literatur als Operatoren abgebildet sind. Sie beschreiben nicht nur die Art der Leistung sondern auch worauf sich Wissen, Können und die Einstellungen beziehen.[184] Nähere Erläuterungen folgen im Kapitel 6.4.

Eine Beschreibung unterschiedlicher Modultypologien ermöglicht eine Kompetenzbeschreibung, die auf das berufliche Handeln ausgerichtet ist.[185] Die DKG nimmt nur in ihren Erläuterungen für die Weiterbildung in den pflegerischen Fachgebieten Bezug auf verschiedene Modultypologien, nicht aber in der Weiterbildung zur Praxisanleitung. Im Folgenden werden verschiedene Modultypologien aufgezeigt, die innerhalb dieser Erläuterungen Erwähnung finden.

6.3.2 Modultypologien

Bei der Erstellung der jeweiligen DKG-Empfehlungen für die modularisierten Weiterbildungen wurde eine fächerübergreifende Arbeitsgruppe (AG) gegründet. Die Mitglieder stammten aus verschiedenen Fachbereichen und verfügten über unterschiedliche Fachexpertisen. Innerhalb dieser AG wurde sich auf die Verwendung von zwei Basismodulen und einem Fachmodul für die Weiterbildungen in den pflegerischen Fachgebieten geeinigt. Eine nähere Darstellung, auf welche Modultypologie sie sich beziehen

---

[183] vgl. Hundenborn, G., Knigge-Demal, B. (2011), S. 8f.
[184] vgl. Landesakademie für Fortbildung und Personalentwicklung an Schulen (2004).
[185] vgl. Hühn-Hempe, C., Thiel, V. (2013), S. 43.

findet nicht statt. Im Bereich der Weiterbildung zur Praxisanleitung kommen zwei Module zur Anwendung, die als „PA M I und II"[186] bezeichnet werden. Zu erahnen ist hier, dass die Abkürzung für Praxisanleitungs- oder Praxisanleitermodul steht. Eine genaue Bezeichnung, ist in den Veröffentlichungen seitens der DKG nicht aufzufinden. Die beiden Praxisanleitungsmodule[187] sind mit jeweils 100 Stunden vorgegeben.

Die Möglichkeit bei der Verwendung von Basismodulen und Fachmodul, besteht laut DKG darin, ein Basismodul aus zuvor fachbezogenen Weiterbildungen anzurechnen. Diese Anerkennung von bereits vorhandenen Qualifikationen ist nur durch eine explizit ausgewiesene Modulbezeichnung und den transparent dargestellten Lernergebnissen möglich.[188]

In der gewählten Struktur der Module für den Bereich der Weiterbildung in den pflegerischen Fachgebieten seitens der DKG wird deutlich, dass die Basismodule als Pflichtmodule für alle angebotenen Weiterbildungen fungieren. Sie umfassen einen theoretischen Stundenumfang von 200 Stunden. Die Grundlage für ein fach- und sachgerechtes Handeln im beruflichen Alltag und eine Vertiefung von zuvor in der Ausbildung vermittelten Inhalten steht hier im Vordergrund. Die erworbenen Kompetenzen innerhalb der beiden Basismodule befähigen den Absolventen, sich im Bereich der Weiterbildung zur Praxisanleitung die Lernergebnisse anrechnen zu lassen.[189]

Der Schwerpunkt bei der Vermittlung von Inhalten im Fachmodul liegt im fachspezifischen Bereich der jeweiligen Weiterbildungen. In einem Stundenumfang von 520 Stunden soll der Absolvent die Fähigkeiten und Fer-

---

[186] DKG-AG Weiterbildung zur Praxisanleitung (2015), Anlage I, S. 2.
[187] Die Autoren dieser Arbeit haben sich auf „Praxisanleitungsmodul" festgelegt und verwenden diese Bezeichnung zur besseren Transparenz und Verständlichkeit im Folgenden weiter.
[188] vgl. Erläuterungen zur modularen DKG-Empfehlung vom 29.09.2015 für die Weiterbildung in den pflegerischen Fachgebieten (2015), S. 9ff.
[189] vgl. Erläuterungen zur modularen DKG-Empfehlung vom 29.09.2015 für die Weiterbildung in den pflegerischen Fachgebieten (2015), S. 9f.

tigkeiten erlangen, die ihn qualifizieren, typische Situationen und Handlungen innerhalb des Fachgebiets zu bewältigen.[190]

Die Module werden für eine bessere Übersicht durch Codierungen der jeweiligen Module und Moduleinheiten gekennzeichnet. Basis- und Fachmodule unterscheiden sich durch die Abkürzung Basismodule (B) und Fachmodule (F). Eine weitere Unterteilung ist die Unterscheidung zwischen Modul (M) und einer Moduleinheit (ME). Die Ausdifferenzierung der einzelnen Moduleinheiten findet durch die Verwendung von arabischen Ziffern statt.[191]

Die Codierung findet zugunsten einer besseren Übersicht und Transparenz laut DKG ebenfalls in der Praxisanleiterweiterbildung Anwendung, dies wird aber nicht erläutert.

Die Module werden hierbei als Praxisanleitung (PA), Modul I und II (M) sowie Moduleinheiten (ME) 1-4 ausgewiesen. Eine Unterteilung zwischen Basismodul und Fachmodul ist nicht gegeben. Zu erwähnen ist, dass die mögliche Anrechnung der bereits vorhandenen Kompetenzen für das Praxisanleitungsmodul I (PA M I) vorgesehen ist. Innerhalb dieses Moduls werden Grundlagen und Basiswissen, die für eine Praxisanleitung notwendig sind, vermittelt.

Das bereits erworbene Basiswissen und die Kompetenzen werden im Praxisanleitungsmodul II benötigt, da dieses Modul auf das vorherige aufbaut. Das professionelle Handeln im Tätigkeitsfeld Praxisanleitung unter Betrachtung der Rolle eines Praxisanleiters findet hier Anwendung.[192]

Im Folgenden findet eine Darstellung einer Modultypologie statt, die Ähnlichkeiten zu den Beschreibungen entsprechend der DKG-Erläuterungen aufweist. Die Auswahl der Modultypologie ist abhängig davon, welche Kenntnisse und Fertigkeiten mit der jeweiligen Weiterbildung erreicht wer-

---

[190] vgl. ebd. S. 11f.
[191] vgl. Erläuterungen zur modularen DKG-Empfehlung vom 29.09.2015 für die Weiterbildung in den pflegerischen Fachgebieten (2015), S. 10.
[192] vgl. DKG-AG Weiterbildung zur Praxisanleitung (2015), Anlage I, S. 2ff.

den sollen. Ebenfalls dient sie dazu, eine Ordnung und die notwendige Transparenz für die Bearbeitung innerhalb der Module zu erreichen.

Durch die Verwendung einer Modulordnung in Basis-, Aufbau und Vertiefungsmodul kann sichergestellt werden, dass durch einen vertikal gegliederten Aufbau die notwendigen Zugangsvoraussetzungen für die weiteren Lernprozesse vorliegen. Diese vertikale Gliederung der Module eignet sich besonders bei den Modulen, die aufeinander aufbauen. Unnötige inhaltliche Dopplungen können vermieden werden, da an schon vorhandenem Wissen angeknüpft werden kann.[193] Der zuvor beschriebene Ansatz von Hofmann findet sich innerhalb der „Handreichung zur Modularisierung von Bachelor- und Masterstudiengängen" von der BLK wieder und beschreibt die jeweiligen Module wie folgt.

Module werden den Kategorien der Pflicht- und Wahlmodulen zugeordnete. Pflichtmodule unterteilen sich in gemeinsame Pflichtmodule oder Pflichtmodule für einen Schwerpunkt. Die gemeinsamen Pflichtmodule bilden eine Basis innerhalb eines Studiums oder einer Aus-, Fort- und Weiterbildung. Sie vermitteln die nötigen Grundlagen. Notwendige Kompetenzen für einen bestimmten Bereich werden innerhalb der Pflichtmodule eines Schwerpunktes erworben. Wahlmodule wiederum bieten den Lernenden die Möglichkeit sich aus einem vorhandenen Modulsatz ein Modul auszuwählen. Sie stellen somit ein Lernangebot für den Lernenden dar. Hinsichtlich des Inhaltes der jeweiligen Module, können diese in Basisoder Grundlagen- Vertiefungs- und Aufbaumodul unterteilt werden. Der Vermittlung von Grundlagenwissen dient demnach das Basis- oder Grundlagenmodul. Vorhandene Vorkenntnisse sowie umfassenderes Wissen erlangt der Lernende innerhalb des Vertiefungsmoduls. Aufbaumodule bauen in der Regel auf einem abgeschlossenen Basismodule auf.[194]

Zu erwähnen ist, dass innerhalb der Erläuterungen zur modularen DKG Empfehlung aus dem Jahr 2015 für die Weiterbildungen auf Seite 10 auf

---

[193] vgl. Hofmann, S. (2004) zitiert nach Hühn-Hempe, C., Thiel, V. (2013), S. 40.
[194] vgl. Bund-Länder-Kommission für Bildungsplanung und Forschungsförderung (2002), S. 13ff.

die Modultypologie nach Lisop und Huisinga verwiesen wird. Diese Typologie sieht eine Unterteilung in Basismodule, arbeitspraktische Transfer-
Module und Module subjektbezogener Qualifikationen vor. Dennoch findet
sich in den weiteren Ausführungen diese Modultypologie nicht deutlich
wieder. Daher wird innerhalb dieser Ausführung auf weitere Erläuterung
zu diesem Typus verzichtet.[195]

6.4 Kompetenzverständnis

Innerhalb der Erläuterungen für die Weiterbildungen in den pflegerischen
Fachgebieten bezieht sich die DKG in ihren Beschreibungen des Kompe-
tenzbegriffes auf den EQR, DQR und eine Kompetenzbeschreibung der
deutschen Berufs- und Wirtschaftspädagogik.[196]

Wie bereits in Kapitel 6.2.1. beschrieben, wird das Kompetenzverständnis
des DQR in einer kompetenzorientierten Matrix abgebildet. Sie ist bil-
dungsübergreifend angelegt und beinhaltet wie der EQR acht vertikale
Referenzniveaus und eine viergeteilte horizontale Ebene, die den Kompetenzbegriff in den Mittelpunkt stellt. Jedoch erkennen Kritiker Unstimmigkeiten und stellen das Kompetenzverständnis des DQRs in Frage. Unter
anderem beschreibt Irmgard Frank diese Unstimmigkeiten in einer Veröffentlichung, die durch das Bundesinstitut für Berufsbildung publiziert worden ist.[197]

Sie zeigt auf, dass im Kompetenzverständnis des DQR die berufliche
Handlungsfähigkeit nicht allumfassend aufgenommen wurde. Innerhalb
der Matrix werden die Aspekte der Fach- und Personalen Kompetenz in
Subkategorien dargestellt. Der Aspekt der Einstellungen wird jedoch nicht
berücksichtigt.[198]

Etabliert, hat sich laut Frank und beruft sich hierbei auf eine Veröffentlichung von Euler & Hahn aus dem Jahr 2007, eine Unterteilung in Fach,

---

[195] vgl. Erläuterungen zur modularen DKG-Empfehlung vom 29.09.2015 für die Weiterbildung in den pflegerischen Fachgebieten (2015), S. 10.
[196] vgl. ebd. S. 6ff.
[197] vgl. Frank, I. (2014), S. 32ff.
[198] vgl. Frank, I. (2014), S. 33f.

Sozial- und Selbstkompetenz, um die gesamte berufliche Handlungskompetenz zu erfassen.[199] Dieses Kompetenzverständnis, zählt zur Berufs- und Wirtschaftspädagogik und wird in den Erläuterungen der DKG durch eine dargestellte Kompetenzmatrix mit einbezogen.

Handlungs-dimension / Kompetenz-bereiche	Wissen (Kennen)	Fertigkeiten (Können)	Fähigkeiten/ Einstellungen (Wollen)
Fachkompetenz			
Sozialkompetenz			
Selbstkompetenz/ Selbstständigkeit			

Abbildung 7:   Frank, I. (2014), Kompetenzmatrix, S. 39f.

Die Aspekte des Wissens (Kennen) stehen ebenso wie die Entwicklung von Fertigkeiten (Können) und den Einstellungen (Wollen) gleichrangig nebeneinander und sind notwendig um eine umfassende Handlungskompetenz abzubilden. Ausgewiesen werden diese Aspekte als Handlungsdimension und dienen als Handlungsschwerpunkte. Sie sind nicht einzeln zu betrachten, sondern stehen in einer wechselseitigen Abhängigkeit zu den Kompetenzbereichen. Eine Darstellung einer ganzheitlichen und umfassenden beruflichen Handlungsfähigkeit mit den dazugehörigen benötigten Kenntnissen, Fertigkeiten und Fähigkeiten ist durch die Matrix gegeben.[200] Innerhalb der Moduleinheiten der DKG werden diese Aspekte als Lernergebnisse ausgewiesen und dienen neben der lernergebnisorientierten Beschreibung auch als Ordnungsinstrument. Kompetenzen und deren Ausrichtung werden hierdurch näher und klarer beschrieben.[201]

Die DKG weist den Aspekt des Wissen oder auch der Kenntnisse als ein globales Endergebnis von lernen und verstehen in einem Bereich des beruflichen Tätigkeitsfeldes aus.

---

[199] vgl. Frank, I., Euler, D. (2015), S. 6ff.
[200] vgl. Frank, I. (2014), S. 33f.
[201] vgl. DKG (2015), Erläuterungen zur modularen DKG-Empfehlung vom 29.09.2015 für die Weiterbildung in den pflegerischen Fachgebieten. S. 14.

Fertigkeiten wiederum beschreiben, wie das erworbene Wissen in Handlungen anzuwenden und umzusetzen ist.

Die Fähigkeiten bzw. Einstellungen stehen für die Haltung zu anderen Menschen und Gegenständen.[202]

Im weiteren Verlauf dieses Buches, wird die Kompetenzmatrix in modifizierter Form genutzt, um die Lernergebnisse der DKG zu überprüfen sowie anzupassen.

---

[202] vgl. DKG (2015), Erläuterungen zur modularen DKG-Empfehlung vom 29.09.2015 für die Weiterbildung in den pflegerischen Fachgebieten. S. 20 ff.

7 Grundlagen der Curriculumkonstruktion

Die Entwicklung eines einheitlichen Curriculums zur Weiterbildung in der Praxisanleitung ist Ziel dieser Untersuchung. Grundlage bildet dabei die 2015 veröffentlichte Weiterbildungsempfehlung der DKG. Nach gründlicher Analyse der normativen Vorgaben, nach erfolgter Darstellung des Verantwortungs- und Aufgabenbereichs der Praxisanleiter und der Analyse der DKG- Weiterbildungsempfehlung, soll eine Betrachtung der Curriculumtheorie den Abschluss des theoretisch- analytischen Teils dieser Arbeit bilden.

Im Rahmen der Lehrveranstaltungen an der Katholischen Hochschule NRW in Köln, stellte Frau Professor Hundenborn in dem Modul F1M4 „Fachdidaktik Pflege und Gesundheit" im Wintersemester 2015/ 2016 folgende curricularen Strategien zur curricularen Konstruktion vor:[203]

- Curriculare Neukonstruktion

    Liegt noch kein Curriculum für einen Bildungsentwurf vor, sollte auf der Grundlage von normativen Vorgaben eine curriculare Neukonstruktion erfolgen.

- Curriculare Konkretisierung

    Sie wird erforderlich, wenn curriculare Vorgaben grundsätzlich beibehalten werden, sich ergebende Freiräume aber weiter ausgeführt werden.

    Für die vorliegende Arbeit bedeutet das, dass nicht ausreichend dargestellte Teile der DKG- Weiterbildungsempfehlung, weitere Beachtung finden und durch empirisch gesicherte Daten einer genaueren Beschreibung zugeführt werden.

- Curriculare Revision

    Ist ein Curriculum in grundsätzlichen Teilen haltbar, in Anteilen aber veraltet und sollte bearbeitet werden, ist eine curriculare Revision notwendig.

---

[203] vgl. Hundenborn, G. (2015).

- Curriculare Transformation

  Hierbei wir ein bereits vorhandenes Curriculum in eine andere Form überführt. Das ist beispielsweise dann der Fall, wenn ein Curriculum, das sich am Lernfeldkonzept orientiert, in eines mit modularem Aufbau umgewandelt werden soll.

Für die Erarbeitung des Praxisanleiterweiterbildungscurriculums auf Grundlage der DKG-Empfehlung wird eine curriculare Konkretisierung stattfinden. Einige Brüche, die sich durch unzureichende Begründungen durch die DKG ergaben, konnten durch die Analyse der Empfehlung aufgedeckt werden. Diese Leerstellen werden genutzt und durch weitere Ausführungen in dieser Arbeit konkretisiert.

Hatziliadis betrachtet drei konzeptionelle Ebenen der curricularen Konstruktion:

- Auf der makrodidaktischen Ebene werden organisatorische Rahmenbedingungen analysiert.
- Auf der mesodidaktischen Ebene geht es um die Erarbeitung eines theoriegeleiteten Curriculums, das als Orientierungshilfe zur Planung der Lehr-, Lernprozesse dienen soll.
- Auf der mikrodidaktischen Ebene findet die konkrete Unterrichtsplanung und-gestaltung statt. [204]

Auf der makrodidaktischen Ebene werden normative Vorgaben durch den Gesetzgeber untersucht und die Empfehlungen der DKG, auf deren Vorgaben dieses Curriculum beruhen soll, analysiert. Ausbildungsstätten erhalten so die Möglichkeit auf der mesodidaktischen Ebene schulinterne Curricula zu erarbeiten, die einen pädagogischen Gestaltungsfreiraum ermöglichen. Zudem kann auf einen Wandel der Ausbildungsinhalte, der in dem wissenschaftlichen, gesellschaftlichen oder technologischen Fortschritt begründet ist, zeitnah reagiert werden. Die Betrachtung der mikro-

---

[204] vgl. Hatziliardis, M. (2016), S. 28f.

didaktischen Ebene wird in dieser Arbeit aus Zeitgründen nicht möglich sein.

Im folgenden Kapitel werden zentrale Begriffe der Curriculumtheorie geklärt, verschiedene curriculare Konstruktionstheorien beleuchtet und daraus resultierend Entscheidungen begründet, die zur Erstellung des Praxisanleitercurriculums notwendig sind.

7.1 Erläuterung zentraler Begriffe

Die Begriffe Curriculum und Lehrplan werden in der Literatur oft nicht ausreichend differenziert. Die Betrachtung dieser Bezeichnungen bildet die Basis für weitere Überlegungen.

Lehrpläne sind zentrale Steuerungsinstrumente für das Schulwesen eines Landes. Sie sind allgemeingültig und rechtsverbindlich für die Lehrkräfte und die Schulen. Die darin beschriebenen Lerninhalte und Kompetenzen verfolgen bildungspolitische Intensionen und legen fest, was am Lernende erreicht werden soll. Lehrpläne sind stark normativ geprägt und treffen Aussagen zu erziehungs- und bildungspolitischen Aufträgen der Schulen, didaktischen Prinzipien, der Stundenverteilung, die von den Lernenden zu erreichenden Kompetenzen und zu Lerninhalten. Sie überlassen den Schulen eine individuelle Schwerpunktsetzung über schulinterne Curricula.[205]

Das Wort Curriculum hat seinen Ursprung im lateinischen und bezeichnet einen Verlauf, Kreislauf oder einen Weg, der verfolgt werden soll.

Die Frage, welchen Weg eine Schule geht, um die Ausbildungsziele zu erreichen, steht hinter jedem Curriculum. Es nimmt Lehr- Lernprozesse in den Blick und stellt für die Lehrenden eine Planungshilfe dar. Das Curriculum liefert eine schematische Darstellung der beabsichtigten Unterrichtsziele, -inhalte und -methoden über einen bestimmten Zeitraum.

---

[205] vgl. Riedl, A., Schelten, A. (2013).

Frey bezeichnet das Curriculum als eine systematische Darstellung der beabsichtigten Unterrichtsziele, -inhalte und -methoden über einen bestimmten Zeitraum als konsistentes System mit mehreren Bereichen zum Zweck der optimalen Vorbereitung, Verwirklichung und Evaluation des Unterrichts.[206]

Die Curricula werden bezüglich ihres Festlegungsgrades in drei unterschiedliche Formen differenziert. Darin sind die Lernziele, Lerninhalte, Lehrmethoden und Methoden zur Überprüfung des Lernerfolgs festgelegt.

- Geschlossene Curricula

Sie werden extern entwickelt und beinhalten detaillierte Angaben zur Gestaltung des Unterrichts. Zu erwerbende Kompetenzen und Lehrinhalte werden an zur Verfügung stehende Unterrichtstunden gebunden und lassen den Lehrenden lediglich einen geringen Spielraum für eigene Entscheidungen im Unterrichtsprozess. Knigge-Demal stellt fest, dass geschlossene Curricula die Ausbildungen vergleichbar machen, aber weitere Bildungsziele, wie etwa die Mitbestimmungsfähigkeit der Auszubildenden, kaum eine Berücksichtigung findet.[207] Sie werden meist zentral ohne Beteiligung von den Lehrenden und Lernenden erstellt.

- Offene Curricula

Sie weisen einen geringen Festlegungsgrad auf und legen meist lediglich Leitziele fest, die bei Beendigung der Maßnahme erreicht sein sollen. Die Lehrenden haben gemeinsam mit den Lernenden einen großen Handlungsspielraum zur gemeinsamen Unterrichtsgestaltung. Die Vergleichbarkeit der Ausbildungen ist schwierig.

Inwieweit ein Curriculum Willkürentscheidungen in der Gestaltung des Unterrichts verhindern kann und in welchem Ausmaß die Gestaltungsspielräume der Lehrerenden zur Realisierung der Ausbildungsziele beitragen, bleibt laut Knigge-Demal abzuwägen.

---

[206] vgl. Frey, K (1972), S. 50.
[207] vgl. Knigge-Demal in Sieger, M., Bergmann-Tyacke, I. (2001), S. 43.

Zwischen diesen beiden Polen, dem offenen und dem geschlossenen Curriculum ist ein

- halb offenes Curriculum

anzusiedeln. Es zeichnet sich dadurch aus, dass es einen höheren Gestaltungsspielraum aufweist als geschlossene Curricula, aber der Festlegungsgrad höher ist, als bei offenen Curricula. Halboffene Curricula ermöglichen eine Vergleichbarkeit der Ausbildungen und lassen dennoch eine Orientierung an den Bedürfnissen der Beteiligten, sowie der Unterrichtssituationen zu.[208]

7.2   Entwicklung der Curriculumtheorie

In den 60er Jahren führte in Deutschland eine zunehmende Kritik an gesellschaftlichen Veränderungen zu einer grundlegenden Bildungsreform. Ziel war es Kindern und Jugendlichen Bildungsinhalte zu vermitteln, die sie dazu befähigen, aktuelle und zukünftige Lebensanforderungen zu bewältigen. Sie sollten Autonomie erhalten, um sich politischen und gesellschaftlichen Fragen stellen zu können. Das bis zu diesem Zeitpunkt gültige, starre Lehrplansystem, das lediglich konservativ reproduzierend und nicht begründend arbeitete, galt es zu überprüfen.[209]

7.2.1   Bildungsreform nach S. B. Robinsohn

Bereits im 17. Jahrhundert war der Begriff des Curriculums in der deutschen Bildungstheorie bekannt. Er wurde schließlich durch die Bezeichnung Lehrplan ersetzt und von S. B. Robinsohn 1967 aus dem angloamerikanischen Gebrauch wieder aufgenommen. Die Auswahl und Planung von Lehrinhalten, die Formulierung von Bildungszielen und die Erarbeitung von Lehrmethoden stehen im Mittelpunkt der Curriculumentwicklung.

---

[208] vgl. Knigge-Demal in Sieger, M., Bergmann-Tyacke, I. (2001), S. 43.
[209] vgl. Hatziliardis, M. (2016), S. 28.

Die Curriculumtheorie beinhaltet laut Robinsohn sowohl erziehungswissenschaftliche, als auch pädagogische Interessen und klärt *„zu welchem Ende und auf welche Weise Lernen – im weitesten Sinne von Bildung und Erziehung - veranstaltet werden soll und kann".*[210] Für ihn ist Bildung ein Vorgang, der als Ausstattung zum Verhalten in der Welt dient und sich an den Werten der jeweiligen Kultur orientiert. Demzufolge sollen Schülerinnen und Schüler auf gegenwärtige und zukünftige Anforderungen von Lebenssituationen vorbereitet sowie zu deren Bewältigung befähigt werden. Dazu benötigen sie Qualifikationen, die durch das Aneignen von Kenntnissen, Einsichten, Haltungen und Fertigkeiten erworben werden können. Ausgewählte Bildungsinhalte, die zur Vermittlung derartiger Qualifikationen benötigt werden, gilt es zu identifizieren. Robinson legt drei Kriterien fest, die hilfreich sind, diese Situationen, Qualifikationen und Bildungsinhalte zu verifizieren.

- die Bildungsinhalte müssen innerhalb der Fachwissenschaft begründet sein
- die Bildungsinhalte müssen Fähigkeiten vermitteln, die zur Orientierung innerhalb der Kultur verhelfen
- die Bildungsinhalte müssen zur Bewältigung spezifischer Lebenssituationen im privaten und öffentlichen Leben verhelfen.[211]

Hier findet ein Perspektivwechsel statt, der Lerninhalte nicht mehr aus der Bildungstheorie ableiten lässt, sondern aus beruflichen und privaten Lebenssituationen. Die folgende Abbildung von Geuting verdeutlicht diesen Wechsel eindrucksvoll.

---

[210] Robinsohn, S.B. (1975), S. IX.
[211] vgl. Robinsohn, S. B. (1975), S. 46ff.

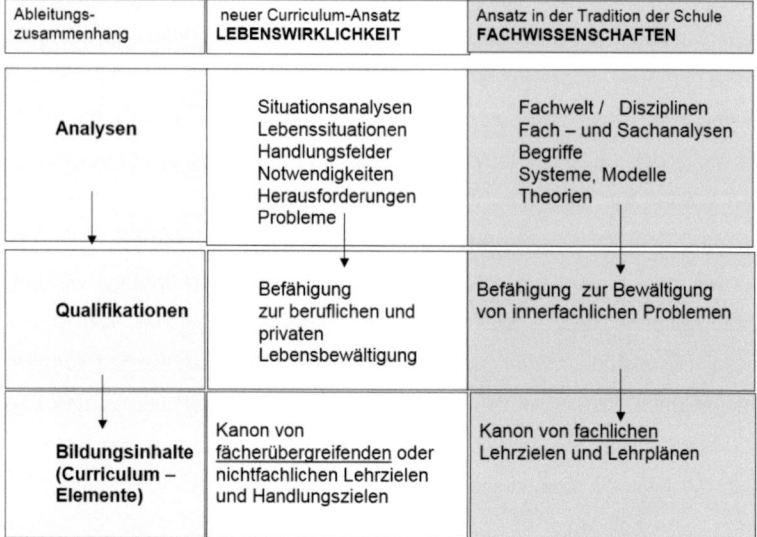

Ableitungs-zusammenhang	neuer Curriculum-Ansatz **LEBENSWIRKLICHKEIT**	Ansatz in der Tradition der Schule **FACHWISSENSCHAFTEN**
Analysen	Situationsanalysen Lebenssituationen Handlungsfelder Notwendigkeiten Herausforderungen Probleme	Fachwelt / Disziplinen Fach – und Sachanalysen Begriffe Systeme, Modelle Theorien
Qualifikationen	Befähigung zur beruflichen und privaten Lebensbewältigung	Befähigung zur Bewältigung von innerfachlichen Problemen
Bildungsinhalte (Curriculum – Elemente)	Kanon von fächerübergreifenden oder nichtfachlichen Lehrzielen und Handlungszielen	Kanon von fachlichen Lehrzielen und Lehrplänen

Abbildung 8:   Geuting, M. (2004), Zur handlungstheoretischen Didaktik.

In diesem neuen Ansatz steht die Lebenswirklichkeit mit konkreten Situationen, die sowohl im beruflichen, als auch im privaten Umfeld bewältigt werden sollen, im Vordergrund. Bildungsinhalte werden fächerübergreifend vermittelt und lösen somit die Fokussierung auf rein fachliche Lehrziele und Lehrpläne ab.[212]

Übertragen auf berufliche Bildungsprozesse bedeutet dies, dass Ausbildungsprozesse zu planen sind, die zur Herausbildung spezifischer Kompetenzen führen, um spezielle Lebens- und Berufssituationen erfolgreich zu bewältigen.

Zur Planung eines Curriculums für die Praxisanleitung, das situations- und kompetenzorientiert erfolgt, müssen berufliche Situationen aus dem Handlungsfeld der Praxisanleiter erarbeitet und Kompetenzen identifiziert werden, die zur Bewältigung eben dieser Berufssituationen verhelfen.

---

[212] vgl. Geuting, M. (2004).

7.2.2 Curriculare Konstruktion nach Siebert

Horst Siebert entwickelte 1974 einen Curriculumansatz, der als Weiterentwicklung von Robinsons Theorie verstanden werden kann. Dieser Ansatz fokussiert die Erwachsenenbildung und stellt zentrale Leitziele des
jeweiligen Berufes und dessen Berufsverständnis in den Mittelpunkt. Diese Berufsideologien und -verständnisse gilt es zu analysieren.

Im Unterschied zu Kindern, die propädeutisch, also im Hinblick auf künfti-
ge Aufgaben und Lebenssituationen lernen, finden Lernprozesse bei Er-
wachsenen auf der Basis von Erfahrung statt und sind auf aktuelle Lebenssituationen bezogen. Robinsohns` curricularer Ansatz ist laut Siebert
in der Erwachsenenbildung besonders attraktiv, da er den Teilnehmerinte-
ressen an einem Praxisbezug besonders entspricht und mit deren „Le-
bensweltorientierung" kompatibel ist.[213]

Zur curricularen Konstruktion bildet Siebert einen „Relevanzfilter", der ge-
wisse Leitideen passieren lässt, andere jedoch zurückweist. Er liefert Kriterien für relevante Situationen oder Qualifikationen, die in das Curriculum
aufgenommen werden sollen.[214] Übertragen auf pflegeberufliche Weiterbildung bedeutet das, dass eine Auswahl von Berufs- oder Pflegesituationen und deren Analyse stattfinden muss. Sie dienen als Ausgangspunkt
zur Erreichung der erforderlichen Kompetenzen.

Siebert empfiehlt ein vierschrittiges Vorgehen zur Konstruktion eines Curriculums.

---

[213] vgl. Siebert, H. (2011), S. 14.
[214] vgl. Siebert, H. (1974), S. 127ff.

Vier Phasen der curricularen Konstruktion

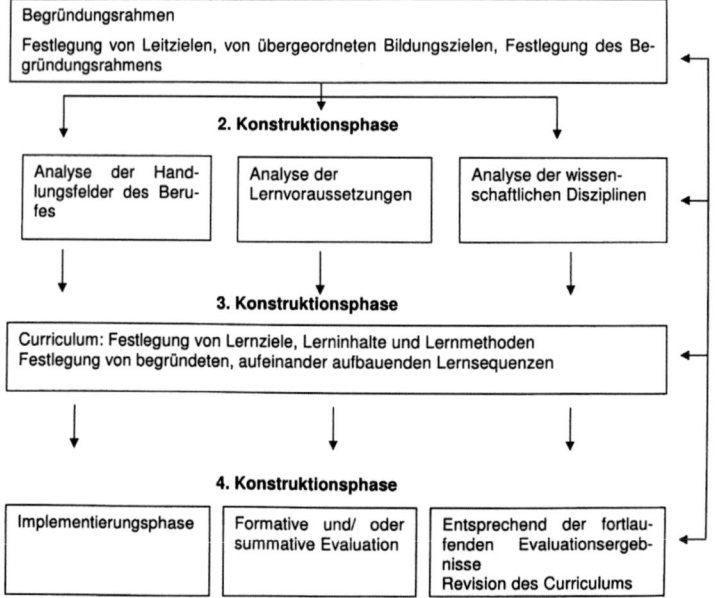

1. Konstruktionsphase

| Begründungsrahmen |
| Festlegung von Leitzielen, von übergeordneten Bildungszielen, Festlegung des Begründungsrahmens |

2. Konstruktionsphase

| Analyse der Handlungsfelder des Berufes | Analyse der Lernvoraussetzungen | Analyse der wissenschaftlichen Disziplinen |

3. Konstruktionsphase

| Curriculum: Festlegung von Lernziele, Lerninhalte und Lernmethoden |
| Festlegung von begründeten, aufeinander aufbauenden Lernsequenzen |

4. Konstruktionsphase

| Implementierungsphase | Formative und/ oder summative Evaluation | Entsprechend der fortlaufenden Evaluationsergebnisse Revision des Curriculums |

Abbildung 9:   Knigge-Demal in Sieger, M. et al. (2001), in Anlehnung an Siebert 1974, S.45.

Die Abbildung verdeutlicht, dass in jeder Konstruktionsphase begründete Entscheidungen bezüglich der Inhalte des Curriculums zu treffen sind.

Die Ausarbeitung eines Begründungsrahmens mit der Formulierung von Leitzielen und übergeordneter Bildungsziele steht in der ersten Phase der Curriculumkonstruktion im Mittelpunkt. Das Berufs-, Bildungs- und Pflegeverständnis, dass dem jeweiligen Curriculum zugrunde liegt, wird festgelegt. Im Anschluss daran werden die Handlungsfelder analysiert, um daraus die notwendigen Anforderungen (Qualifikationen) zu beschreiben, die zur Bewältigung der Situationen notwendig sind.

Übertragen auf die Verwendung in der pflegeberuflichen Bildung erfüllt die Formulierung der Leitideen folgende Funktionen:

94

- Sie dienen als „Relevanzfilter" zur Auswahl von Handlungssituationen und gewünschter Qualifikationen
- Lernziele, Lerninhalte und Lernmethoden können festgelegt werden
- Der Festlegungsgrad des Curriculums wird bestimmt.

Daraus resultierend erfolgt die Entscheidung, ein offenes, geschlossenes oder halboffenes Curriculum zu erarbeiten.

Ist das theoretische Vorverständnis festgelegt, kann mit der zweiten Konstruktionsphase begonnen werden. Nun erfolgt eine Analyse des Handlungsfeldes, um die Anforderungen des Berufes herauszuarbeiten und die Qualifikationen festzulegen. Siebert bezeichnet sie als Verwendungssituationen und meint konkrete Probleme, Aufgaben und Anwendungsbereiche, in denen das Gelernte angewendet wird. Meist sind diese Situationen durch Tätigkeiten gekennzeichnet, die stark standardisiert sind und deren übergeordnete Ziele in ihrer Komplexität nicht erfasst werden. Dies kann jedoch nur in sehr speziellen Situationen angenommen werden, z.B. beim Umgang mit technischen Apparaten. In komplexen Pflege- oder Anleitungssituationen, die durch unterschiedliche Interpretationen der agierenden Personen gekennzeichnet sind, ist eine differenzierte Situationsbeschreibung erforderlich. Siebert empfiehlt diese Situationen gemeinsam mit den Beteiligten zu erarbeiten.[215]

Eine detaillierte Analyse der Berufssituationen der Praxisanleiter erfolgte 2006 durch Naumer/ Nienhaus (vgl. Kap. 4.4.1).

Nachdem die zu erwerbenden Qualifikationen über die Situationsinterpretation gewonnen wurden, erfolgt im nächsten Schritt die Klärung, über welche Qualifikationen die Teilnehmer bereits verfügen und wodurch sie motiviert sind weitere Qualifikationen zu erlangen[216]. In der Erwachsenenbildung ist zu erwarten, dass die Eingangsvoraussetzungen sehr heterogen sind. Laut Siebert sind es nicht ausschließlich die schulischen und beruflichen Lernerfahrungen die gemacht wurden, auch die vorausgehen-

---

[215] vgl. Siebert, H. (1974), S. 143.
[216] vgl. Siebert, H. (1974), S. 162ff.

de Lebenserfahrung spielt zur Analyse der Lernvoraussetzungen eine große Rolle. In der Erwachsenenbildung sind folgende Kriterien ausschlaggebend:

- beruflich geschulte Fähigkeiten sind besser geschult als andere
- Neues zu erlernen ist einfacher, als Umlernen
- die Lernmotivation kann durch langfristiges Interesse gesteigert werden
- Lernverhalten wird durch situative Faktoren beeinflusst.[217]

Wesentliche Entscheidungen über wünschenswerte Lernziele und Inhalte werden über die Analyse der Lernvoraussetzungen gewonnen.

Den Abschluss der zweiten Konstruktionsphase bildet die Analyse der wissenschaftlichen Disziplin. Neben den berufsrelevanten Inhalten und der daraus resultierenden wissenschaftlichen Disziplin, stehen ebenso Inhalte aus weiteren Disziplinen im Vordergrund, die zum Lernen und Denken anregen. Alle Wissenschaften, die zum Erwerb der erforderlichen Qualifikation beitragen, finden hier Berücksichtigung.[218]

Diese einzelnen strategischen Schritte sind notwendig, um zur Erarbeitung des eigentlichen Curriculums zu gelangen. In der dritten Konstruktionsphase werden Lernziele, Lerninhalte und Lernmethoden festgelegt, die in aufeinanderfolgenden Lernsequenzen den Mittelpunkt des Lehr- Lern-Prozesses darstellen.

Schließlich erfolgt in der vierten Konstruktionsphase die Implementierung des Curriculums. Nach Siebert muss ein Curriculum in der Folge ständig einer Evaluation und eventuell einer daraus resultierenden Revision unterzogen werden. So bleibt die curriculare Konstruktion ein fortlaufender Prozess.

---

[217] vgl. Siebert, H. (1974), S. 162ff.
[218] vgl. Siebert, H. (1974), S. 170ff.

7.3 Situations- und qualifikationstheoretische Ansätze zur Curriculumkonstruktion

Nachdem zentrale Begriffe der Curriculumtheorie betrachtet, die Entwicklung der Theorie aufgezeigt und ein Planungsinstrument zur Konstruktion eines Curriculums vorgestellt wurde, werden im weiteren Verlauf situationstheoretische und qualifikationsorientierte Theorien, die zur Curriculumkonstruktion bedeutsam sein könnten, analysiert.

7.3.1 Das Modell der Konkreten Kompetenzen nach Kaiser

Mit dem Modell der *Konkreten Kompetenzen* stellte Kaiser 2005 ein Verfahren vor, das bei der Konstruktion beruflicher Curricula hilfreich sein kann.[219] Dazu ist es erforderlich, das typische Situationen, die den Beruf repräsentieren, analysiert werden und die Basis dazu bilden, die konkreten Kompetenzen zu identifizieren. Sie befähigen den Lernenden Berufssituationen erfolgreich zu bewältigen.

Für einen gelungenen Kompetenzaufbau ist Voraussetzung, dass die Lernenden Wissen erwerben, das sie handlungsfähig macht. Kaiser definiert unterschiedliche Arten von Wissen, die im Folgenden vorgestellt werden:[220]

- Deklaratives Wissen:

Deklaratives Wissen besteht aus Begriffen, Regeln und Definitionen, die in vielerlei Beziehung zueinander stehen können. Dieser Prozess läuft immer sehr bewusst ab und ist anstrengend. Für rasches, situationsgerechtes Handeln in der Praxis ist es nicht geeignet. Deklaratives Wissen eignet sich gut, vorhandenes Wissen kritisch zu hinterfragen oder einer anderen Person etwas zu erläutern.

---

[219] vgl. Kaiser, H. R. (2005).
[220] vgl. ebd. S. 14f.

- Situatives Wissen:

Die Erfahrungen aus erlebten, konkreten Situationen werden in ähnlichen, verwandten Situationen erinnert und zur Bearbeitung der Aufgaben benutzt. Was sich als sinnvoll erwiesen hat und das, was weniger gut war, wird reflektiert und führt dann zur Lösung in der aktuellen Situation. Dies wird oft als Intuition bezeichnet.

- Prozedurales Wissen:

Eine Anzahl von „Wenn-Dann-Regeln" hilft bei der Bewältigung der konkreten Situation indem Abläufe routinemäßig Schritt für Schritt erarbeitet werden. Diese Regeln sind nicht direkt bewusst, sondern verlaufen automatisch.

- Sensomotorisches Wissen:

Auch diese Form von Wissen steuert gut beherrschbare Abläufe. Allerdings geschieht es hierbei durch Rückkopplungsmechanismen, die den Handelnden und die Umwelt zusammenschließen, wie beispielsweise die Bewegungssteuerung beim Tastenschreiben.[221]

Soll eine nicht völlig unbekannte Situation bewältigt werden, spielen im Normalfall alle vier Wissensarten eine Rolle. Wird eine Situation erfolgreich bewältigt, kann vor allem das situative Wissen aber auch das Wissen der anderen Wissensarten als Ressource genutzt werden. Kaiser bezeichnet diese erworbene Kompetenz, die auf eine bestimmte Klasse von Situationen beschränkt ist, als konkrete Kompetenz.[222]

Das berufliche Handeln erfordert demnach verschiedene konkrete Kompetenzen, die ermittelt werden müssen. Dazu verwendet Kaiser typische Situationen aus dem Berufsalltag und analysiert die jeweilige Kompetenz, die zu deren Bewältigung erforderlich ist. Ergänzend werden weitere Situationen ausgewiesen, die ebenfalls zum Erwerb dieser konkreten Kompetenz führen können. Diese ähnlichen Situationen sind einem „Situations-

---

[221] vgl. Kaiser, H.R. (2005), S. 14f.
[222] vgl. Kaiser, H.R. (2005), S. 26.

kreis" zuzuordnen und erleichtern damit einen systematischen Lerntransfer. Das Wissen, dass zur Entwicklung dieser Kompetenz benötigt wird, bezeichnet er als Ressource und benennt entsprechend deklarative, situative, prozedurale oder sensomotorische Ressourcen.[223]

Auf diese Weise ist es möglich Ausbildungsziele nicht als abstrakte Lernziele zu formulieren, sondern als zu erwerbende Kompetenzen, die dem hier zu Grunde liegenden Verständnis nach, an Situationen gebunden sind. Laut Kaiser verfügt eine Person dann über eine bestimmte, konkrete Kompetenz, wenn sie in der Lage ist eine bestimmte Klasse von Situationen befriedigend zu bewältigen.[224]

Dazu ist es notwendig die Ressourcen den einzelnen Kompetenzen zuzuweisen. Er empfiehlt die Verwendung einer Kompetenzen-Ressourcen-Tabelle, in der auf der horizontale Ebene die Kompetenzen abgebildet werden und auf der vertikalen Ebene die benötigten Ressourcen. Daraus ergibt sich in den Zeilen ein Überblick, welche Ressource zur Erreichung welcher Kompetenz eine Rolle spielt.[225]

Der von Kaiser beschriebene situative Ansatz, der durch das Beschreiben der Situation, der Merkmale ähnlicher Situationen und der benötigten Ressourcen gekennzeichnet ist, stellt einen induktiven Zugang zur Erreichung der Ausbildungsziele dar.

Deutliche Parallelen sind hier zu dem unter Kapitel 6.1.2 dargestellten Kompetenzbegriff des EQR festzustellen. Auf der horizontalen Ebene fordert der EQR den Erwerb von Kenntnissen. Hierunter ist vorhandenes Theorie- und Faktenwissen im allgemeinbildenden Bereich, bis hin zu hochspezialisierten Kenntnissen in einem bestimmten Arbeitsfeld zu verstehen. „Deklarative Ressourcen", wie Kaiser sie bezeichnet, beinhalten ähnliche Forderungen.

---

[223] vgl. Kaiser, H.R. (2005), S. 28f.
[224] vgl. ebd. S. 26.
[225] vgl. ebd. S. 30.

Die im EQR geforderten Fertigkeiten stehen für eine Anwendung, Umsetzung und Benutzung dieses Wissens bei der Geschicklichkeit und der Ausführung von praktischen Fertigkeiten. „Prozedurale und sensomotorische Ressourcen" stellen vergleichbare Anforderungen an Ausbildungsprozesse.

Die dritte Forderung des EQR nach Kompetenz meint die Fähigkeit zur Aufgabenübernahme mit Verantwortungsbewusstsein und Selbstständigkeit in Arbeits- und Lernkontexten und stellt Ähnlichkeiten zu „situativen Ressourcen" her.

Die dargestellten Erläuterungen verdeutlichen, dass die Empfehlung des EQR auf einer eher abstrakten Ebene stattfindet und somit einen deduktiven Zugang zu kompetentem Handeln darstellt.

Beide Konzepte erscheinen nutzbringend für die Konstruktion eines Curriculums zur Praxisanleiterweiterbildung.

7.3.2 Der systemische Ansatz von Pflege von Hundenborn/ Kreienbaum[226]

Die zentrale Aufgabe der zweiten Konstruktionsphase von Siebert ist, eine Auswahl von beruflichen Situationen zu erarbeiten, die zur Identifizierung der benötigten Qualifikationen führt. Um ein besseres Verständnis für typische Pflegesituationen und deren Deutung zu erhalten, wird der folgende Ansatz vorgestellt.

1994 wurde der systemische Ansatz von Pflege von Hundenborn/ Kreienbaum entwickelt, um die Strukturen pflegerischen Handelns zu verdeutlichen. Er geht davon aus, dass pflegeberufliches Handeln an Pflegesituationen gebunden ist und immer aus objektiven und subjektiven Anteilen besteht. Das Handeln in bestimmten Situationen ist nicht nur an objektive Situationsfaktoren und -bedingungen gebunden, sondern unterliegt gleichermaßen den subjektiven Wahrnehmungen, Deutungen, Zuschreibungen, Empfindungen sowie das Erleben der Handelnden in der Situati-

---

[226] vgl. Hundenborn, G. (2007), S.42ff.

on. Ihm liegt ein Situationsverständnis von Kaiser zugrunde, der Situationen als Orte bezeichnet, an denen menschliche Handlungsfähigkeit eingefordert wird, an denen diese sich bewähren oder scheitern kann.[227] Auch wenn jede Situation einzigartig ist, gibt es Wiederkehrendes und Gemeinsames. Dies ermöglicht, Situationen vergleichbar zu machen und Situationstypen zu bilden. Wiederkehrende Merkmale bezeichnet Kaiser als „Rollenstruktur", „Handlungsmuster", „Situationszweck" und Ausstattung". Sie sind in jeder Situation in unterschiedlicher Ausprägung gegeben.[228] Innerhalb jedes Situationstyps bleibt jede Situation damit mehrdeutig und lässt unterschiedliche Handlungsoptionen zu. Dennoch lassen sich fünf Merkmale als konstitutiv ausmachen. In jeder Pflegesituation kommen der Pflegeanlass, das Erleben und Verarbeiten, die Interaktionsstruktur, die Institution und der Pflegeprozess zur Geltung. Sie sind Einflussgrößen auf die Handlungsoptionen und können diese fördern, aber auch behindern.

Da die Anleitung von Auszubildenden zu den Aufgaben der Praxisanleiter gehört und diese Anleitungssituationen meist an Pflegesituationen gebunden sind, werden die konstitutiven Elemente einer Pflegesituation näher betrachtet. Im weiteren Verlauf der Arbeit stellen sie eine denkbare Möglichkeit dar, konkrete Situationen aus dem Berufsfeld der Pflegenden zu generieren.

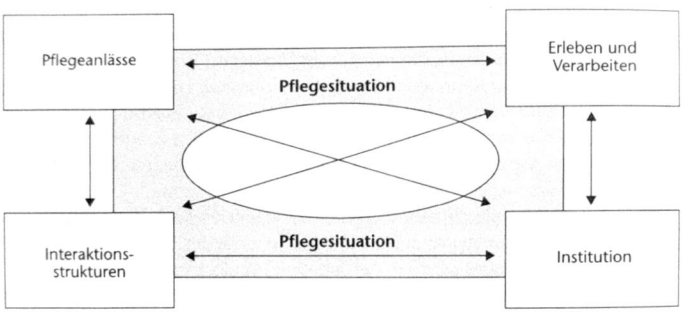

Abbildung 10: Hundenborn/ Kreienbaum/ Knigge-Demal (1996). Konstitutive Elemente einer Pflegesituation in Hundenborn, G. (2007), S. 46.

---

[227] vgl. Hundenborn, G., Knigge-Demal, B. (1996), S.15.
[228] vgl. Hundenborn, G. (2007), S.45.

Die objektive Perspektive der Pflegesituation begründet den Pflegeanlass. Er macht pflegeberufliches Handeln erst notwendig. Hierzu gehören akute oder chronische Erkrankungen, Unfälle oder Behinderungen, aber auch Pflegebedarf, der unabhängig von Krankheit, also aus unterschiedlichen Lebens- oder Entwicklungsphasen heraus, notwendig wird. Dazu gehört die Pflege eines Neugeborenen ebenso, wie die Pflege alter Menschen. Pflegende benötigen Kompetenzen, diesen Pflegebedarf zu erkennen und weiterzuleiten. Sie müssen in Notfallsituationen korrekt und rasch handeln, Komplikationen und potentielle Probleme verhindern oder frühzeitig erkennen sowie den Bedarf an Eigenaktivität oder Unterstützung an die jeweilige Situation anpassen.[229]

Neben der objektiven Seite der Pflegesituation beinhaltet jede Situation auch eine subjektive Perspektive, die sich in dem konstitutiven Element „Erleben und Verarbeiten" wiederfindet. Hier spielen Deutungen, Erlebnisse und Zuschreibungen eine bedeutende Rolle, die das eigene Erleben und Verarbeiten sowie das des Pflegebedürftigen in den Blick nehmen. Pflegende benötigen hierzu Kompetenzen, die sie befähigen, die subjektive Sicht des Menschen mit Pflegebedarf nachempfinden zu können. Ebenso sollen Kompetenzen entwickelt werden, die hilfreich sind, das eigene Erleben reflexiv zu betrachten, eigene Belastungsgrenzen zu erkennen und entsprechende Hilfsangebote wahrzunehmen.[230]

In dem konstitutiven Element der Interaktionsstrukturen werden sowohl die Interaktionen der Zweierbeziehung Pflegender und Pflegebedürftiger, als auch die Interaktionen mit deren Bezugssystemen, wie Angehörige oder Freunde analysiert. Die weitere Zusammenarbeit innerhalb der Berufsgruppe und mit anderen Berufsgruppen erfordert einen professionellen Umgang mit unterschiedlichen Sichtweisen und anderen Handlungslogiken.

---

[229] vgl. Hundenborn, G. (2007), S. 46.
[230] vgl. Hundenborn, G. (2007), S. 47.

Die institutionellen Rahmenbedingungen haben ebenfalls Einfluss auf jede Pflegesituation. Mit ihren Zielsetzungen, Rahmenbedingungen und Schwerpunkten können sie Handlungsalternativen fördern oder hemmen. Das erfordert ein professionelles Einschätzen und Abwägen der Bedingungen, um in der Situation zu handeln.

Als fünftes Element kommt der Pflegeprozess als formale Ebene jeder Pflegesituation zum Tragen, da jeder Pflegehandlung die Abfolge von Einschätzung, Planung, Durchführung und Beurteilung zu Grunde liegt.[231]

Der systemische Ansatz von Pflege wird in dem zu erarbeitenden Curriculum dazu genutzt, die von der DKG formulierten Vorgaben, wie die Beschreibung der Moduleinheit, zu analysieren. So werden Schwerpunkte herausgearbeitet, die bei einer konkreteren Formulierung der Lernergebnisse hilfreich erscheine

---

[231] vgl. Hundenborn, G. (2007), S. 48.

8 Abschließende Betrachtung

Durch veränderte Ansprüche an professionell Pflegende, die aus einem Wandel gesellschaftlicher Anforderungen an diese Berufsgruppe resultieren, wurde eine Novellierung der Ausbildungsgesetze in den klassischen Pflegeberufen erforderlich. Um eine qualitativ hochwertige Ausbildung zu ermöglichen, die den geforderten Ansprüchen gerecht wird, fordert der Gesetzgeber 2003 erstmals formal eine berufspädagogische Qualifizierung von Praxisanleitern.

Die Deutsche Krankenhaus Gesellschaft hat in der DKG-Empfehlung für die Weiterbildung zur Praxisanleitung vom 29. September 2015 eine Empfehlung herausgegen, die in den Bundesländern, die keine landesrechtliche Regelung der Weiterbildung haben, als Muster für eine landesrechtliche Ordnung dienen kann. Nach gründlicher Analyse dieser Empfehlung soll ein Curriculum konstruiert werden, dass sich auf die Weiterbildung zur Praxisanleitung in den klassischen Pflegeberufen konzentriert. Die weiteren Berufe, die unter §1[232] der Empfehlung ebenfalls in den Geltungsbereich aufgenommen wurden, erscheinen den Autorinnen in ihren beruflichen Anforderungen so different, dass die Analyse der entsprechenden Handlungsfelder einer gesonderten Betrachtung bedarf.

Die Grundlagen der DKG- Weiterbildungsempfehlung werden nicht in Zweifel gezogen, sie sollen jedoch stärker pointiert und an verschiedenen Stellen ausführlicher dargestellt werden. Damit bietet sie einen Handlungsrahmen für Weiterbildungsstätten und bildet eine deutliche Orientierungshilfe zur Planung der Lehr- Lerneinheiten. Eine Konkretisierung der vorliegenden Empfehlung bildet somit die Grundlage für das im folgenden Kapitel zu konstruierende Curriculum.

Da eine Analyse der Handlungsfelder der unterschiedlichen Berufsgruppen, die in die Empfehlung der DKG aufgenommen wurden, nicht abgebildet ist, wurde jeweils eine Arbeit aus dem Bereich der Gesundheits- und

---

[232] vgl. DKG-Empfehlung für die Weiterbildung zur Praxisanleitung (2015), S.5.

Krankenpflege bzw. Gesundheits- und Kinderkrankenpflege und eine Arbeit aus dem Bereich der Altenpflege recherchiert, die ein Curriculum mit vorausgegangener Handlungsfeldanalyse bieten. Die Ergebnisse dieser Arbeiten fließen in das zu konstruierende Curriculum ein.

Die DKG nimmt in ihren Erläuterungen für die Weiterbildung in den pflegerischen Fachgebieten Bezug auf verschiedene Modultypologien. Sie verweisen auf eine Modultypologie nach Lisop und Huisinga, die im weiteren Verlauf jedoch keine Beachtung mehr findet. Nach einem konsensorientierten Verfahren innerhalb einer Arbeitsgruppe, hat die DKG sich für die Modultypologie der Basis- und Fachmodule entschieden.[233] Eine Erläuterung zu den Beweggründen der Auswahl dieser Modultypologie, findet nicht statt. Zu erahnen ist hier, dass die gewählte Typologie den Ausführungen nach Hofmann und der BLK entspricht. Hofmann und die BLK beschreiben in ihren Veröffentlichungen einen Modultypus, der Module in Basis-, Aufbau und Vertiefungsmodule differenziert.[234] Innerhalb der Modulbeschreibung PA M I wird deutlich, dass der Schwerpunkt auf der Grundlage der Vermittlung von Basiswissen liegt und PA M II auf diesem Basiswissen aufbaut.[235] Es bleibt im weiteren Verlauf dennoch unklar, welche Modultypologie hier zu Grunde gelegt wurde. Die Modulbezeichnung in der Praxisanleiterweiterbildung lautet PA M I und PA M II, eine Übersicht der Codierung sowie eine theoretische Begründung für die Weiterbildung zur Praxisanleitung ist in den Ausführungen der DKG nicht zu finden.[236]

Die DKG orientiert sich innerhalb der Module an einer Lernergebnisorientierung, wie seit dem Bologna-Prozess gefordert.

Bei näherer Betrachtung der beschriebenen Lernergebnisse fällt auf, dass die DKG nicht stringent mit eindeutigen und überprüfbaren Verben gear-

---

[233] vgl. DKG (2015), Erläuterungen zur modularen DKG-Empfehlung vom 29.09.2015 für die Weiterbildung in den pflegerischen Fachgebieten, S. 10f.
[234] vgl. Hofmann, S. (2004) zitiert nach Hühn-Hempe, C., Thiel, V. (2013), S. 40. und Bund-Länder-Kommission für Bildungsplanung und Forschungsförderung (2002), S. 13ff.
[235] vgl. DKG-AG Weiterbildung zur Praxisanleitung (2015), Anlage I, S. 3, S. 12.
[236] vgl. DKG-AG Weiterbildung zur Praxisanleitung (2015), Anlage I, S. 2.

beitet hat. Bei einer Lernergebnisformulierung ist darauf zu achten, dass deren Erreichbarkeit von außen beobachtbar und nachvollziehbar ist. Exemplarisch beziehen wir uns auf das Modul PA MI ME 2.

„Die Teilnehmenden kennen qualitative und quantitative Forschungs-methoden und Designs."[237]

Anhand dieser Formulierung ist lediglich zu erwarten, dass der Teilnehmer die qualitative und quantitative Forschungsmethoden und Designs kennt, aber nicht ob das Gelernte auch angewendet oder in Prüfungen umgesetzt werden kann.

Im konzeptionellen Teil dieser Arbeit findet demnach eine Überprüfung der verwendeten aktiven Verben der DKG statt. Bei Bedarf werden diese angepasst und ergänzt. Anschließend werden die durch die DKG formulierten Lernergebnisse unter Zuhilfenahme der Lernzieltaxonomien nach Bloom analysiert. Hier findet eine Kontrolle statt, ob die Lernergebnisse der angestrebten Niveaustufe 6 des DQR entsprechen.

Ausgehend von einer angepassten und konkretisierten Formulierung der Lernergebnisse in den einzelnen Modulen, sollen daraus resultierend Vorschläge für Modulabschlussprüfungen konstruiert werden. In der DKG-Empfehlung regelt §8 Abs. 5 die Vorgehensweise der Modulprüfung. Dort wird lediglich die Form der Prüfung unter Berücksichtigung von Bearbeitungszeit oder Umfang dargestellt.[238] Ein Vorschlag für eine Abschlussprüfung wird in die jeweiligen Curriculumdokumente aufgenommen.

Obwohl die vorliegende Empfehlung der DKG sich gegen eine Vergabe von Leistungspunkten entscheidet, soll in der folgenden Arbeit eine Berechnung von Credits auf die jeweiligen Module erfolgen. Dieser Entscheidung liegen die Empfehlungen des Europäischen Parlaments und des Rates von 2009 zu Grunde, die durch die Vergabe von Leistungspunkten eine Verbesserung der transnationalen Mobilität auf dem Arbeitsmarkt se-

---

[237] DKG-AG Weiterbildung zur Praxisanleitung (2015), Anlage I, S. 6.
[238] vgl. DKG-Empfehlung für die Weiterbildung zur Praxisanleitung (2015), S. 8.

hen. Zudem wird die Durchlässigkeit zwischen verschiedenen Ebenen allgemeiner und beruflicher Bildung vereinfacht.[239]

Nach erfolgter Analyse der vorliegenden Dokumente, wurden aus den daraus resultierenden Erkenntnissen, mögliche Konkretisierungsvorschläge gewonnen. Eine Betrachtung zentraler Begriffe aus der Curriculumforschung, der Entwicklung von Curriculumtheorien und unterschiedlicher Ansätze von Curriculumkonstruktionen bilden den Abschluss des hermeneutisch-analytischen Teils dieser Arbeit. Auf dieser Grundlage wird im zweiten Teil dieses Buches theoriegeleitet der Aufbau eines Curriculums zur Praxisanleiterweiterbildung erfolgen.

---

[239] vgl. Das Europäische Parlament, Der Rat (2009), S. 2ff.

Teil B

9 Methodik der Arbeit

In diesem Teil der Arbeit erfolgt die Konzeption eines Curriculums für die Weiterbildung zur Praxisanleitung. Grundlage hierfür ist die 2015 veröffentlichte Empfehlung der DKG für die Weiterbildung zur Praxisanleitung. Die herausgearbeiteten Erkenntnisse aus dem theoretisch-analytischen Teil dieser Arbeit werden in Verbindung zueinander gebracht, diskutiert und die Schlussfolgerungen daraus bilden die Basis für den konzeptionellen Teil dieses Buches.

Der Aufbau des Curriculums folgt den vier curricularen Konstruktionsphasen, wie Siebert sie vorschlägt.[240]
An erster Stelle werden das zu Grunde liegende Pflege- und Bildungsverständnis dargestellt und daraus resultierend, der curriculare Festlegungsgrad bestimmt. Vor diesem Hintergrund wird dann im Folgenden das berufliche Handlungsfeld der Praxisanleiter analysiert und weitere Voraussetzungen aus dem Berufsfeld werden erörtert. Die Konkretisierung des vorliegenden Curriculums wird exemplarisch anhand der Darstellung einer kleinschrittig aufgebauten Moduleinheit verdeutlicht.

Im Anschluss an diesen Konstruktionsprozess werden alle Module und Moduleinheiten abschließend zu einem Curriculum für diese Weiterbildungsmaßnahme zusammengefügt.

Die letzte Phase der curricularen Konstruktion, die Implementierung, die Evaluation und Revision, kann an dieser Stelle aus zeitlichen Gründen nicht erfolgen.

---

[240] vgl. Siebert, H. (1974).

10 Der Curriculumkonstruktionsprozess

Der Entwicklung des Curriculums zur Praxisanleitung liegen die Analyseergebnisse der vorangegangenen Kapitel zu Grunde. Die Empfehlung der DKG zur Praxisanleiterweiterbildung bildet die Grundlage für den Konstruktionsprozess, wird an ausgewählten Stellen jedoch ergänzt oder konkretisiert. Der von Siebert empfohlenen Schrittfolge zur Konstruktion eines Curriculums wird im weiteren Verlauf des Kapitels gefolgt.

Gesellschaftliche Anforderungen an das Gesundheitswesen erfordern von Pflegenden ein hohes Maß an psychosozialer Beziehungsfähigkeit, die an die Vermittlung fachlicher, sozialer, personaler und methodischer Kompetenzen gebunden ist. Auszubildende in den Pflegeberufen sollen befähigt werden, komplexe berufliche Aufgabenstellungen und Handlungsabläufe zu bewältigen. Für diese Aufgabe sind Praxisanleiter für den praktischen Teil der Ausbildung in Zusammenarbeit mit der Schule verantwortlich. Dieses Curriculum bietet die Grundlage dafür, Praxisanleitern eine pädagogische Grundlage zu vermitteln, um sie auf die Bewältigung dieser Aufgabe sinnvoll vorzubereiten.

10.1 Die erste Konstruktionsphase - der Begründungsrahmen

Der Begründungsrahmen dient als Orientierungshilfe für den weiteren Verlauf des Konstruktionsprozesses. Hier werden inhaltliche Festlegungen hinsichtlich pflegerischer Leitziele und übergeordneter Bildungsziele getroffen. Aus diesen Überlegungen heraus wird der Festlegungsgrad des Curriculums bestimmt, um dann, darauf aufbauend, die Handlungsfeldanalyse durchzuführen. Vor diesem Hintergrund erfolgen weitere konzeptionelle Entscheidungen.

10.1.1 Das Pflegeverständnis

Professionelles Pflegehandeln stellt eine besondere Form sozialer Beziehungsgestaltung dar, die in unterschiedlichen Pflegesituationen stattfindet. Diese Situationen sind nicht nur durch die beteiligten Personen mit ihren persönlichen Einstellungen, Beweggründen oder Interessen gekennzeichnet, sie sind ebenfalls eingebettet in unmittelbare institutionelle Rahmenbedingungen und gesellschaftliche Entwicklungen.

Mit ihren Leitzielen, mit personellen, wirtschaftlichen oder rechtlichen Rahmenbedingungen beeinflussen institutionelle Rahmenbedingungen professionelles Pflegehandeln direkt. Die Institutionen ihrerseits unterliegen gesellschaftlichen Veränderungen, wie beispielsweise demografischen Verschiebungen und müssen sich den wandelnden Ansprüchen, die an sie gerichtet werden, stellen. Diese Anforderungen der Gesellschaft an die unterschiedlichen Institutionen sind wiederum abhängig von dem zurzeit gültigen Wertesystem. Der von Hundenborn/ Kreienbaum 1994 entwickelte „Systemische Ansatz von Pflege" verdeutlicht eindrucksvoll, inwieweit pflegeberufliches Handeln in einen gesamtgesellschaftlichen Kontext eingebunden ist.[241]

---

[241] vgl. Hundenborn, G. (2007), S. 43f.

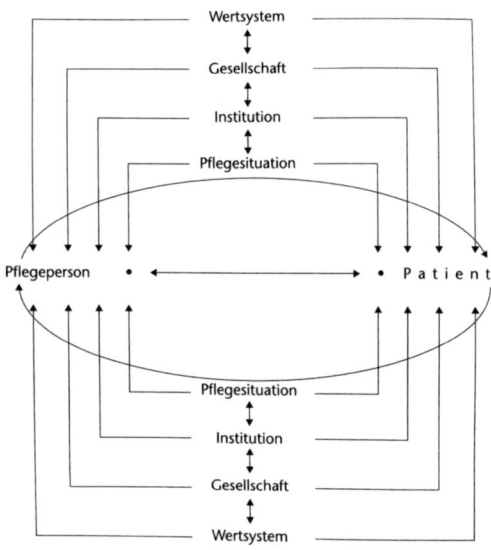

Abbildung 11: HUNDENBORN/ KREIENBAUM (1994). Der systemische Ansatz von Pflege, in Hundenborn, G. (2007), S. 44.

Der Pflegebegriff selbst hat sich innerhalb der letzten 20 Jahre grundlegend verändert. Nach einer Abkehr von einem eher krankheits- und defizitorientierten und damit stark medizinisch geprägten Begriff, steht nun eine gesundheits- und ressourcenorientierte Pflege im Vordergrund. Zu den Kernaufgaben von Pflegenden gehört das Erkennen von Pflegebedarf, die Planung, Durchführung und Evaluation von Handlungen und daraus resultierend entsprechende Beratung, Anleitung und Begleitung von Pflegebedürftigen und deren Angehörigen.[242] Prävention und Gesundheitsförderung erhalten einen gleichwertigen Stellenwert, wie pflegerische Tätigkeiten im kurativen Bereich. Diese neue Betrachtungsweise des Pflegebegriffs stellt einen Paradigmenwechsel dar, der für die Ausbildung in den Pflegeberufen ebenso handlungsleitend ist, wie für das hier zu konstruierende Curriculum.

---

[242] vgl. Bundesgesetzblatt 2003, Nr. 36.

10.1.2 Das Bildungsverständnis

Das unter 10.1.1 beschriebene Pflegeverständnis beinhaltet ein Bildungsverständnis, welches auf den Erwerb umfassender Handlungskompetenzen ausgerichtet ist und erfordert den Gebrauch didaktischer Prinzipien,
die eben diesem Erwerb dienen.

Die Entwicklungen innerhalb der europäischen Bildungspolitik nehmen
ebenfalls Einfluss auf das vorliegende Bildungsverständnis. Bedingt durch
das europäische Zusammenwachsen müssen sich Lernende komplexeren
Anforderungen stellen, um auf ihr zukünftiges Handlungsfeld vorbereitet
zu sein. Die Planung der Pflegeausbildung soll in der Form erfolgen, dass
eine Vergleichbarkeit zu anderen europäischen Ländern möglich wird. Der
Deutsche Qualifikationsrahmen (DQR) dient hierbei für alle deutschen
Ausbildungs- und Qualifikationsmaßnahmen als Referenzsystem und
nimmt Einfluss auf das zu Grunde liegende Kompetenzverständnis. In den
Niveaustufen legt der DQR fest, was der Lernende nach Beendigung der
Maßnahme wissen und verstehen sowie in der Lage sein soll, zu tun.

Praxisanleiter erhalten an dieser Stelle ihre wichtige Bedeutung durch den
direkten Einfluss auf die Entwicklung der benötigten Handlungskompetenz
der Auszubildenden. Umfassende Handlungskompetenz ist laut des DQR,
nicht als eine Vermittlung von isolierten Kenntnissen und Fertigkeiten zu
verstehen, sondern als die Fähigkeit und Bereitschaft zu fachlich fundier-
tem, verantwortungsvollem Handeln.[243] Sie versetzt die Auszubildenden in
die Lage, einen Transfer zu weiteren Situationen herzustellen sowie neu-
en Anforderungen selbstständig zu begegnen und diese zu bewältigen.
Die benötigte Handlungskompetenz der Praxisanleiter zur Einflussnahme
auf den Lernenden, wird durch die DKG im Niveau 6 des DQR festgelegt.[244] Dabei steht die Planung, Bearbeitung und Auswertung von umfas-

---

[243] vgl. DKG (2015), Erläuterungen zur modularen DKG-Empfehlung vom 29.09.2015 für
die Weiterbildung in den pflegerischen Fachgebieten, S. 7.
[244] vgl. DKG (2015), Erläuterungen zur modularen DKG-Empfehlung vom 29.09.2015 für
die Weiterbildung in den pflegerischen Fachgebieten. S.6.

senden fachlichen Aufgaben- und Problemstellungen, sowie die eigenver-
antwortliche Steuerung von Prozessen im Mittelpunkt.

Gleichzeitig ist umfassende Handlungskompetenz verbunden mit einer
Persönlichkeitsentwicklung, die sich an Werten orientiert, die in gesellschaftlichen Anforderungen begründet sind. Für Pflegeberufe sind sowohl
Entwicklungsprozesse, die zum Aufbau und zur Gestaltung professioneller
Beziehungen, als auch die Fähigkeit zur verantwortlichen Teilhabe an gesellschaftlichen und betrieblichen Veränderungen stattfinden, von besonderer Bedeutung.[245]

Dieser Wertehaltung liegt eine Pflegeauffassung zu Grunde, die humanis-
tisch orientiert ist. Sie erfordert Unterrichtsplanungskonzepte, die eine kri-
tisch- konstruktive Betrachtungsweise, wie von Klafki vorgeschlagen und
von Knigge-Demal zitiert, verfolgen. Persönlichkeitsbildung ist demzufolge
drei Zielen verpflichtet:

- der Anbahnung von Fähigkeiten zur Selbstbestimmung, die es ermöglichen *„dem Individuum, seine persönlichen, zwischenmenschlichen,
  beruflichen und religiösen Lebensbeziehungen und Sinndeutungen
  selbstbestimmt zu gestalten".*[246]
- der Anbahnung von Fähigkeiten zur Mitbestimmung, die es dem Indiv-
  duum ermöglichen, *„seinen Anspruch auf Teilhabe an gesellschaftlichen Entscheidungen zu realisieren und ihn dazu befähigen, Verantwortung für die Gestaltung gesellschaftlicher und politischer Verhält-
  nisse zu übernehmen".*[247]
- der Anbahnung von Fähigkeiten zur Solidarität mit denjenigen, *„die ihre
  Selbst- und Mitbestimmungsmöglichkeiten auf Grund gesellschaftlicher
  Bedingungen nicht realisieren können".*[248]

Im Zusammenhang mit der Konstruktion des Curriculums für die Praxisanleiterweiterbildung sind demzufolge die Bildungsziele nach Klafki und das

---

[245] vgl. Knigge-Demal, B. in Sieger, M. (2001). S. 46.
[246] Knigge-Demal, B. in Sieger, M. (2001), S. 46.
[247] ebd. S. 46.
[248] ebd. S. 46.

zugrunde liegende Kompetenzverständnis durch den DQR handlungsleitend.

Der von Siebert entwickelte Curriculumansatz in der Erwachsenenbildung, liefert durch seine theoriegeleitete Analyse, Kriterien für Situationen oder Qualifikationen, die die Basis für das Handlungsfeld und die Berufsideologie der Praxisanleiter bilden.[249] Dem liegt ein Verständnis von situiertem Lernen zu Grunde, wie es Kaiser 2005 dargelegt hat.[250] Danach erfolgt der Erwerb von Wissen nicht kontextfrei, sondern wird in Verbindung zu bereits erlebten und gespeicherten Situationen, also erlebten Handlungserfahrungen, gebracht. An die bereits erlebten Situationen wird sich bei neuen Herausforderungen erinnert und beides miteinander verglichen. Die Anforderungen, die zur Bewältigung dieser neuen Situationen erforderlich sind, bezeichnet Kaiser als Lernergebnisse, die als Wissen, Können und Einstellungen umschrieben werden.

Durch die Lernergebnisse wird deutlich gemacht, was Praxisanleiter am Ende der Weiterbildung wissen und können und welche Einstellungen sie entwickelt haben sollen, um die beruflichen Anforderungen bewältigen zu können.

Eine Kompatibilitätsprüfung dieser Forderungen erfolgte durch die Autorinnen dieser Arbeit mit den normativen Vorgaben der Gesetzgeber und erlaubt es, die weiteren Ausführungen darauf aufbauend, auszuführen.

10.1.3 Festlegungsgrad des Curriculums

Die vorangegangenen Erläuterungen verdeutlichen, dass sowohl die pädagogische, als auch die pflegerische Beziehung stark subjektbezogen ist und schließt somit ein Curriculum aus, das sowohl Lehrenden, als auch Lernenden keine Gestaltungsspielräume lässt. Ein halboffenes Curriculum beinhaltet einen kreativen Gestaltungsspielraum und der Empfehlung der DKG, mindestens zehn Prozent des Stundenumfangs in Form von selbst-

---

[249] vgl. Siebert, H. (1974), S.127ff.
[250] vgl. Kaiser, H.R. (2005).

gesteuertem Lernen durchzuführen, kann Folge geleistet werden. Durch die Ausformulierung der zu erreichenden Handlungskompetenzen und der Lernergebnisse wird die Beliebigkeit der Ausbildung verhindert und für eine vergleichbare Transparenz bei gleichzeitigem Spielraum für methodisch, didaktischen Möglichkeiten gesorgt.

10.2 Die zweite Konstruktionsphase

Eine sorgfältige Betrachtung des Handlungsfeldes der Praxisanleiter findet zu Beginn dieser Konstruktionsphase statt. Ausgehend von den Qualifikationen, die in konkreten Berufssituationen gefordert werden, können erforderliche Handlungskompetenzen an zukünftige Praxisanleiter formuliert werden. Eine Untersuchung der Lernvoraussetzungen, welche die Teilnehmer in die Maßnahme mitbringen und die Analyse der leitenden wissenschaftlichen Disziplinen beschließen die zweite Phase des Konstruktionsprozesses. Ableitend aus diesen Analysen kann dann im folgenden Schritt der Aufbau der Module erfolgen.

10.2.1 Analyse der Handlungsfelder

Um für den weiteren Verlauf der Arbeit Lerninhalte, Lernergebnisse und zu erwerbende Kompetenzen der Praxisanleiter festlegen zu können, ist es notwendig, ihr Berufsfeld genau zu betrachten. Ihr berufliches Handeln ist zum Teil durch normative Vorgaben bestimmt, zum Teil findet ihr Handeln auch in komplexen Situationen der Pflege und der Anleitung statt, was eine hohe pflegerisch, pädagogische Kompetenz erfordert. Sie stehen damit beruflichen Anforderungen gegenüber, die in Abhängigkeit zu den Ereignissen der jeweiligen Pflege- und Anleitungssituationen stehen und dadurch in ihrem Verlauf sehr unterschiedlich sein können. Verschiedene Handlungserfordernisse, die aus diesen Situationen resultieren, müssen in ihrem Berufsfeld professionell bearbeitet werden und sollen nun Beachtung finden.

An dieser Stelle wird das Curriculum für die Weiterbildung zum Praxisanleiter auf die Berufe der Gesundheits- und Kranken-/ Kinderkrankenpflege sowie der Altenpflege beschränkt. Die weiteren Berufe aus dem Geltungsbereich der DKG- Weiterbildungsempfehlung (Operationstechnische Assistenten, Anästhesietechnische Assistenten, Notfallsanitäter und Hebammen/ Entbindungspfleger)[251] wurden nach einer ersten Untersuchung der Handlungsfelder ausgeschlossen. Die zu erwerbenden Kompetenzen der Praxisanleiter erscheinen in den genannten Berufsfeldern so different, dass diese Berufe eine eigenständige Handlungsfeldanalyse für die Konstruktion eines Curriculums zur Weiterbildung von Praxisanleitern benötigen.

In der Erläuterungen der DKG zur Weiterbildung zum Praxisanleiter findet sich kein Hinweis darüber, ob und wie eine Handlungsfeldanalyse erfolgte. Da in den Modulbeschreibungen der DKG zu erreichende Handlungskompetenzen für den Praxisanleiter ausformuliert wurden, ist es ein Ziel dieser Arbeit, die dargestellten Aussagen zu überprüfen und auf die oben genannten Berufe der Pflege anzupassen.

In Kapitel 4.4.1 wurde dargelegt, wie das Handlungsfeld der Praxisanleiter im Bereich der Gesundheits- und (Kinder-) Krankenpflege von Naumer/ Nienhaus in ihrer Diplomarbeit 2006 analysiert wurde. Sie verwenden zur Differenzierung des erarbeiteten Kompetenzprofils eine Zuordnung, die in Anlehnung an die Theorien von Wittneben/ Hundenborn/ Kreienbaum erfolgt.[252] Eine Darstellung der Handlungskompetenzdimension findet durch eine Unterteilung in fachliche, sozial- kommunikative, methodische, personale, emotionale und moralische Kompetenz statt. Zu Grunde liegt hierbei das Konzept der Handlungskompetenzen der KMK. Es wird in der Diplomarbeit lediglich durch die emotionale und moralische Kompetenz, wie von Wittneben vorgeschlagen, ergänzt. Sie wurden in ihrer Arbeit in den Anlagen 1- 3 unter den Titeln „Berufssituationen und Qualifikationen im

---

[251] vgl. DKG (2015), Erläuterungen zur modularen DKG-Empfehlung vom 29.09.2015 für die Weiterbildung in den pflegerischen Fachgebieten. S. 3.
[252] vgl. Naumer, B., Nienhaus, R. (2006), S. 41f. und Anlage Curriculum, S. 62.

Anleitungsprozess" und „Kompetenzprofil der Praxisanleiterin" dargestellt.[253] Die erarbeiteten Handlungskompetenzen basieren auf einer An-
bindung an konkrete Situationen und weisen somit einen mittleren Abs-
traktionsgrad auf, der eine Kompatibilität mit den beschriebenen Handlungskompetenzen aus den Moduleinheiten zulässt.

Das herausgearbeitete Kompetenzprofil von Naumer/ Nienhaus wurde
aufgeschlüsselt und in die von der DKG als Handlungskompetenzen formulierten Aussagen integriert. Die Beschreibung der Handlungskompetenz im Curriculum der DKG wurde um die Kompetenzen, die nicht ausformuliert waren, ergänzt.

Bezeichnung der Moduleinheit	Anleiten
Codierung	
Beschreibung der Moduleinheit	Zuordnungen aus dem Kompetenzprofil von Naumer/ Nienhaus • innerhalb der Anleitungs- und Pflegesituation methodische Konzepte situativ anwenden können. • die Lernvoraussetzungen und den Lernbedarf der Schülerin bestimmen zu können. • Einnahme unterschiedlicher Rollen gegenüber der Schülerin (moderierend, anleitend, unterstützend). • Analyse von Belastungssituationen sowie Bewältigungsstrategien. • Einflussmöglichkeiten wahrnehmen.
Fachdidaktische Interpretation	
Handlungskompetenzen	Die Teilnehmenden planen und gestalten zusammen mit dem Anzuleitenden den Lernprozess in der Praxis. Sie berücksichtigen dabei individuelle, strukturelle, situationsspezifische Bedingungen und evaluieren den Anleitungsprozess.

Im nächsten Schritt wurde das Berufsfeld der Praxisanleiter in der Altenpflege untersucht. Hier wurde ein Standard zur Hilfe genommen, der seit
2006 in NRW verbindliche Gültigkeit besitzt und als berufspädagogische
Weiterbildungsempfehlung zur Praxisanleitung dient. Zur Erarbeitung die-

---

[253] vgl. Naumer, B., Nienhaus, R. (2006), S. 41f. und Anlage Curriculum, S. 62.

ses Standards erfolgte die Handlungsfeldanalyse durch eine Experten-gruppe, wie unter Kapitel 4.4.2 dargelegt. In fünf Lernfelder unterteilt, sind für jedes Lernfeld zu erwerbende Kernkompetenzen ausgewiesen.[254] Ihnen liegt ebenfalls das Konzept der Handlungskompetenz der KMK zu Grunde. Entsprechend sind die zu erwerbenden Kompetenzen in Fach-, Personal-, Sozial-, und Methodenkompetenz unterteilt. Auch hier finden die Kompetenzbeschreibungen auf mittlerem Abstraktionsniveau statt und lassen daher einen Vergleich mit den von der DKG formulierten Hand-lungskompetenzen zu.

Die Kernkompetenzen wurden aus dem Fließtext herausgearbeitet, in Stichpunkte überführt und anschließend in die zu erwerbenden Hand-lungskompetenzen der DKG- Weiterbildungsempfehlung integriert.

Bezeichnung der Moduleinheit	Anleiten
Codierung	
St	
Vera	
Beschreibu der Moduleinheit	
Fachdidaktische Interpretation	
Handlungskompetenzen	Die Teilnehmenden planen und gestalten zusammen mit dem Anzuleitenden den Lernprozess in der Praxis. Sie berücksichtigen dabei individuelle, strukturelle, situati-onsspezifische Bedingungen und evaluieren den Anlei-tungsprozess.

Zuordnungen aus den Kernkompetenzen des Standard - Praxisanleitung in der Altenpflege
- Führt Auszubildende schrittweise an die eigene Wahrneh-mung der beruflichen Aufgaben heran, erkennt individuellen Entwicklungsbedarf.
- Kennt didaktisch- methodische Möglichkeiten, auf die Aus-zubildenden einzugehen.
- Kennt formale Rahmenbedingungen.
- Ist mit rechtlichen Strukturen von unterschiedlichen Pflege-ausbildungen vertraut.
- Kann ihre Anleiterrolle angemessen umsetzen.

Die Beschreibung der zu erreichenden Handlungskompetenzen laut DKG-Weiterbildungsempfehlung wurde nun durch die Zuordnung der Kompe-

---

[254] vgl. Ministerium für Arbeit, Gesundheit und Soziales des Landes Nordrhein-Westfalen (2006). Ausbildung in der Altenpflege. Standard – Praxisanleitung. S. 6ff.

tenzen durch Naumer/ Nienhaus aus deren Kompetenzprofil und den zu erwerbenden Kernkompetenzen des Standards zur Praxisanleiterweiterbildung aus NRW ergänzt und konkretisiert. Es erfolgte eine neue Formulierung der Handlungskompetenzen für das konkretisierte Curriculum.

Bezeichnung der Moduleinheit	Anleiten	
Codierung	PA M II ME 2	
Stunden	60 Stunden, davon 16 Stunden Hospitation	**Credits**
Verantwortliche Lehrkraft		
Beschreibung der Moduleinheit	In dieser Moduleinheit...	
Fachdidaktische Interpretation	System. Ansatz	
Handlungskompetenzen	Die Teilnehmenden planen und gestalten zusammen mit dem Anzuleitenden den Lernprozess in der Praxis, um sie schrittweise an die eigene Wahrnehmung der beruflichen Aufgaben heranzuführen. Sie beurteilen die Lernvoraussetzungen und den Lernbedarf der Anzuleitenden innerhalb der Anleitungs- und Pflegesituation situativ. Praxisanleiter setzen ihre Anleiterrolle angemessen um, indem sie dem Anzuleitenden gegenüber unterschiedliche Rollen einnehmen (moderierend, anleitend, unterstützend). Sie bewältigen besonders belastende Situationen durch die Anwendung geeigneter Bewältigungsstrategien. Formale Rahmenbedingungen und rechtliche Strukturen unterschiedlicher Pflegeausbildungen sind ihm vertraut.	

Sämtliche Moduleinheiten der DKG-Weiterbildungsempfehlung wurden auf diese Weise überprüft und um bedeutsame Aussagen ergänzt.

Diese Analyse der Handlungsfelder und die daraus resultierende Beschreibung der Handlungskompetenz ist Grundlage dafür, dass im nächsten Schritt der Curriculumkonstruktion eine genaue Formulierung der Lernergebnisse auf einem niedrigeren Abstraktionsniveau erfolgen kann.

Die langjährige Erfahrung beider Autorinnen als Praxisanleiterin im Bereich der Kranken- und Kinderkrankenpflege stellt eine weitere Expertise zur kritischen Analyse der Handlungsfelder und damit zur Erarbeitung des Curriculums dar.

10.2.2 Analyse der Lernvoraussetzungen

§2 der Ausbildung- und Prüfungsverordnung für die Berufe in der Krankenpflege und §2 der Ausbildungs- und Prüfungsverordnung für den Beruf der Altenpflegerin und des Altenpflegers legen fest, dass eine erfolgreich abgeschlossene Berufsausbildung, sowie eine mindestens zweijährige Berufserfahrung Zugangsvoraussetzungen für die Qualifikation zum Praxisanleiter darstellen.

Aufgrund dieser normativen Vorgaben haben sie als examinierte Pflegekräfte Kontakt mit Auszubildenden und konnten ihre persönlichen Motive, eine Zusatzqualifikation zum Praxisanleiter anzustreben, überprüfen und festigen.

Insgesamt gestaltet sich die Gruppe der zukünftigen Praxisanleiter als heterogen. Die schulische Vorbildung kann sehr different sein. Die Zugangsvoraussetzungen sind in beiden Ausbildungsbereichen ein Realschulabschluss oder eine anders gleichwertig, abgeschlossene Schulbildung oder ein Hauptschulabschluss oder ein als gleichwertig anerkannter Bildungsabschluss.[255] Angehende Praxisanleiter verfügen teilweise über langjährige Berufserfahrung, vielleicht auch über fachspezifische Weiterbildungen, wie z. B. Fachpflege für Intensiv und Anästhesie. Die Settings, aus denen die Teilnehmer in die Weiterbildung kommen, sind ebenfalls unterschiedlich. Sie variieren vom stationären Bereich im Krankenhaus oder in Pflegeeinrichtungen, bis zur Tätigkeit in der ambulanten Versorgung von Menschen. Diese Vielfältigkeit der Lernvoraussetzungen ist bei der Gestaltung der Lehr-, Lerneinheiten zu berücksichtigen, indem verwendete Beispiele aus den Handlungsfeldern möglichst unterschiedlicher Bereiche stammen.

Das Alter der Teilnehmer variiert möglicherweise stark, sodass die Wahrscheinlichkeit besteht, dass sich einige noch im Lernprozess befinden, da

---

[255] vgl. Bundesgesetzblatt 2003, Nr. 44 und Bundesgesetzblatt 2003, Nr. 36.

die eigene Ausbildung erst seit kurzer Zeit beendet ist, bei anderen jedoch der Prozess des organisierten Lernens bereits Jahre zurück liegt. Siebert stellte 2011 heraus, dass das Lernen Erwachsener auf Erfahrungen basiert und die Anschlussfähigkeit des Erlernten stark von der Biographie des Einzelnen abhängig ist.[256] Das impliziert, dass bei der Gestaltung der Lehr- Lerneinheiten der praktische Handlungsbezug von besonderer Bedeutung ist.

Unterschiedliche Lernerfahrungen und Lernbiographien können sich sowohl lernfördernd, als auch lernhemmend auf die Weiterbildung auswirken.[257] Beispielsweise folgt das traditionelle Lernen einer primären Wissensvermittlung durch die Lehrenden und das Lernen erfolgt hier rezeptiv und fremdgesteuert. Dagegen folgt das konstruktivistische Konzept vor allem der Theorie, eine Anregung zu selbstgesteuertem Lernen beim Lerner zu bewirken. Eine Reflexion der eigenen Lernmethoden durch die Weiterbildungsteilnehmer erscheint zu Beginn der Maßnahme sinnvoll, damit aus individuellen Lernbiographien, allgemeine und persönliche Lernstrategien entwickelt werden können.

10.2.3 Analyse der wissenschaftlichen Disziplin

Entscheiden die Analyse der Handlungsfelder und die Analyse der Lernvoraussetzungen über die Auswahl der Lerninhalte, so führt die Analyse der wissenschaftlichen Disziplin zu exakten Inhalten, die einen Beitrag dazu leisten, Praxisanleiter auf ihre berufspädagogische Aufgabe vorzubereiten.

Die Pflege- und Anleitungssituationen, in denen Praxisanleitung stattfindet, zeichnen sich durch hohe Komplexität aus, die einen Zugriff auf unterschiedliche Fachdisziplinen erforderlich macht.

Innerhalb der Weiterbildung ist eine Ausrichtung an der Pflegewissenschaft handlungsleitend, da die zentrale Aufgabe von Praxisanleitern die Ausbildung von zukünftigen professionell Pflegenden ist. Die Pflegewis-

---

[256] vgl. Siebert, H. (2011), S.14.
[257] vgl. ebd. S. 25.

senschaft gibt mit ihren Theorien und Methoden zu vermittelnde Inhalte in Anleitungssituationen vor und trägt damit aus der berufsspezifischen Perspektive zur Bewältigung dieser Situationen bei.

Diese Anleitungssituationen verfolgen das Ziel, die Handlungsfähigkeit der Auszubildenden zu fördern, indem kognitive, affektive und psychomotorische Lernziele formuliert werden. Diese müssen sich jederzeit am aktuellen Stand der pflegewissenschaftlichen Forschung orientieren. Daraus resultierend benötigt der Praxisanleiter Kompetenzen, um theoriegeleitet aktuelles Wissen zu generieren. Über die Anzuleitenden, die das aktuelle Wissen in der Praxis umsetzen, hat der Praxisanleiter in diesem Prozess eine wichtige Funktion als Multiplikator.

Die Moduleinheit, die sich in der DKG- Empfehlung zur Praxisanleitung damit schwerpunktmäßig beschäftigt lautet: PA MI ME „Theoriegeleitet pflegen" und wird dementsprechend in das angepasste Curriculum übernommen.

Als weitere wissenschaftliche Disziplinen kommen in der Praxisanleiterweiterbildung die Pädagogik, die Psychologie und die Rechtswissenschaften zum Tragen. Sie finden sich innerhalb der Moduleinheiten in den formulierten Inhalten und der empfohlenen Literatur wieder.

10.3 Die dritte Konstruktionsphase

In diesem Teil des Konstruktionsprozesses findet der Aufbau der Module und der Moduleinheiten statt. Beispielhaft wird das Modul PA MII ME 2 „Anleiten" aufgebaut. Kleinschrittig wird die Vorgehensweise erläutert und mithilfe von Ausschnitten aus dem Modul, bzw. der Moduleinheit visualisiert. Eine fachdidaktische Interpretation der Handlungskompetenzen und die Zuweisung von Leistungspunkten werden von den Autorinnen zusätzlich aufgenommen. Es erfolgt im nächsten Schritt die Anpassung der Lernergebnisse an die neu formulierten Handlungskompetenzen mit den entsprechenden Begründungen. Die überarbeiteten Lernergebnisse bilden die Grundlage für eine nähere Betrachtung einiger Operatoren, durch die die Vorschläge zu den Modulabschlussprüfungen generiert werden. Ausgehend von den überarbeiteten Handlungskompetenzen werden sowohl die Inhalte, als auch die Empfehlungen zur verwendeten Literatur überarbeitet und angepasst. Den Abschluss dieser Konstruktionsphase wird eine Darstellung der fertig konstruierten Module und Moduleinheiten bilden.

10.3.1 Die Modularisierung

Unter Modularisierung wird die Darstellung eines Curriculums anhand von Modulen verstanden. Mit Hilfe der modularisierten Form, besteht die Möglichkeit, Bildungswege durch bereits vorhandene Kompetenzen zu verkürzen bzw. anrechnen zu lassen. Die Bund-Länder Kommission (BLK) für Bildungsplanung und -forschung bezeichnet Module als

„ein Cluster bzw. ein Verbund von Lehrveranstaltungen, die sich einem bestimmten thematischen oder inhaltlichen Schwerpunkt widmen. Ein Modul ist damit eine inhaltlich und zeitlich abgeschlossene Lehr- und Lerneinheit, die sich aus verschiedenen Lehrveranstaltungen zusammensetzen kann. Es ist qualitativ (Inhalte) und quantitativ (Anrechnungspunkte) beschreibbar und muss bewertbar (Prüfbar) sein."[258]

Deutlich wird durch diese Definition der Bund-Länder-Kommission, dass ein Modul eine Einheit ist, die mit anderen Einheiten zu einem höherwertigen ganzen Gefüge zusammengesetzt wird.

Die Zielsetzungen des Kopenhagen-Prozesses bzgl. der Module werden hier verfolgt. Transparente Lernergebnisse und formulierte Handlungskompetenzen legen offensichtlich dar, über welches Wissen, Können und Einstellungen die Lerner nach abgeschlossenem Modul verfügen. Der geforderten Anrechenbarkeit und Mobilität zwischen den Bildungsgängen wird somit Rechnung getragen.

---

[258] Bund-Länder-Kommission für Bildungsplanung und Forschungsförderung (2002) S. 4.

Die curriculare Strukturierungsform der DKG, mit einer Einteilung in zwei Module und sieben Moduleinheiten wird in diese Arbeit übernommen.

Die Darstellung der Module erfolgt auf zwei Ebenen, die exemplarisch anhand des Moduls **PA M II** - „Im Tätigkeitsfeld der Praxisanleitung professionell handeln" detailliert aufgezeigt und beschrieben werden. Die folgende Abbildung zeigt das benannte Modul als Ganzes, welches im weiteren Verlauf in seine Bauteile zerlegt und erläutert wird.

BILDUNGSGANG			Praxisanleitung	
Verpflichtungsgrad	Pflichtmodul eines Schwerpunktes		**Modultyp**	Vertiefungsmodul
Modulbezeichnung PA M II			Im Tätigkeitsfeld der Praxisanleitung professionell handeln	
Stunden	100		**Credits**	
Modulbeschreibung				
Dieses Modul....				
Fachdidaktische Interpretation				
System. Ansatz				
Moduleinheiten (ME)				
ME 1	Die Rolle als Praxisanleiter bewusst wahrnehmen			16 Stunden
ME 2	Anleiten			60 Stunden
ME 3	Beurteilen und bewerten			24 Stunden
Handlungskompetenz	Die Teilnehmenden schätzen...			
Modulverantwortliche				
Vorschlag zur Gestaltung der Modulabschlussprüfung				

Die erste Ebene gibt Auskunft über den **Bildungsgang** und die Komplexität des Moduls, die durch eine Zuweisung des Moduls in einen **Verpflichtungsgrad** und eine **Modultypologie** erfolgt.

BILDUNGSGANG			Praxisanleitung
Verpflich-tungsgrad	Pflichtmodul eines Schwerpunktes	**Modultyp**	Vertiefungsmo-dul

Der **Bildungsgang** bezeichnet das Bildungsangebot, auf das sich die Module beziehen. Dementsprechend erscheint hier die Bezeichnung Praxisanleitung.

Den Modulen wird ein **Verpflichtungsgrad** zugewiesen. Beide Module innerhalb dieses Curriculums sind Pflichtmodule.

Hinsichtlich des Lernanspruchs findet eine Einteilung der **Modultypologie** nach Hofmann und der BLK statt. Diese Typologie sieht eine Gliederung der Module in einer vertikalen Ausrichtung vor. Sie bauen didaktisch aufeinander auf und dienen als Ordnungsprinzip, damit inhaltliche Dopplungen vermieden werden können. Die Module werden innerhalb dieser Typologie in Basis-, Vertiefungs- und Aufbaumodule (vgl. Kapitel 6.3.2 und 8) eingeteilt.

In einem konsensorientierten Verfahren und den durch die DKG vorgegebenen Modulbeschreibungen, fand neben der Zuteilung der Verpflichtungsgrade auch eine Zuordnung der Module in Basis- und Vertiefungsmodul statt.

Modul PA M I vermittelt benötigtes Basiswissen für die Weiterbildungsmaßnahme. Der zukünftige Praxisanleiter reflektiert das eigene Lernverhalten, Planungsprozesse von Anleitungssituationen, Grundlagen des Qualitätsmanagements und Grundlagen theoriegeleiteten Pflegens werden in diesem Modul thematisiert. Die Besonderheit dieses Moduls ist, dass eine Anrechnung aus anderen pflegerischen Weiterbildungen der DKG (z.B. Intensiv- und Anästhesiepflege, Pflege in der Nephrologie und weitere) erfolgen kann. Nach Analyse der Inhalte des Moduls findet eine Zuweisung in die Modultypologie „Basismodul" statt.

Modul PA M II baut auf das zuvor vermittelte Basiswissen zur Praxisanleitung auf. Die inhaltliche Ausrichtung liegt hier auf dem Tätigkeitsfeld der Praxisanleitung und dem daraus resultierenden Rollenverständnis. Die geplante Gestaltung von Anleitungsprozessen, sowie Leistungsbeurteilungen und -bewertungen sind weitere Inhalte dieses Moduls und werden daraufhin der Modultypologie „Vertiefungsmodul" zugeordnet.

Modulbezeichnung PA M II		Im Tätigkeitsfeld der Praxisanleitung professionell handeln	
Stunden	100	**Credits**	

Die **Modulbezeichnung** beinhaltet eine Codierung für den Titel des Moduls. Die zentrale Perspektive und die thematische Ausrichtung des jeweiligen Moduls werden hier verdeutlicht. Zur besseren Übersicht und Transparenz wird die Codierung der jeweiligen Module und Moduleinheiten die durch die DKG formuliert wurden, weitergeführt.

Der Bildungsgang Praxisanleitung wird abgekürzt durch PA. Die Unterteilung der Module (M) und Moduleinheiten (ME), sowie deren Ausdifferenzierung mithilfe römischer Ziffern bleibt bestehen. Die unterschiedlichen Moduleinheiten erhalten eine fortlaufende Nummerierung mit einer arabischen Ziffer. Die holistische Schreibweise der Codierung (PA M II) lautet demnach Praxisanleitungsmodul zwei.

Die **Stunden** bilden die Anzahl der Gesamtstunden des theoretischen Unterrichts am Lernort Schule ab.

Obwohl die DKG in ihren Ausführungen auf die Vergabe von **Credits** verzichtet, findet innerhalb dieser Arbeit eine Zuweisung von Leistungspunkten statt. Sie wird innerhalb dieser Konstruktionsphase in dem Kapitel 10.3.2 näher erläutert.

Modulbeschreibung
Dieses Modul....
Fachdidaktische Interpretation
System. Ansatz

Innerhalb der **Modulbeschreibung** findet eine didaktische Kommentierung des gesamten Moduls statt. Neben einer Darstellung der Inhalte des Moduls, werden Zusammenhänge zu den Moduleinheiten und den Lernergebnissen beleuchtet. In dieser Arbeit werden die Module und die Moduleinheiten ergänzt durch eine **fachdidaktische Interpretation**. Mit Hilfe dieser Konkretisierung der Module und der Moduleinheiten, wird ein Pflegeverständnis zugrunde gelegt, das davon ausgeht, dass pflegeberufliches Handeln an Pflege- oder Anleitungssituationen gebunden ist. Eine nähere Beschreibung dazu erfolgt innerhalb der Moduleinheiten.

Modulbezeichnung PA M II		Im Tätigkeitsfeld der Praxisanleitung professionell handeln
Moduleinheiten (ME)		
ME 1	Die Rolle als Praxisanleiter bewusst wahrnehmen	16 Stunden
ME 2	Anleiten	60 Stunden
ME 3	Beurteilen und bewerten	24 Stunden

Die Anzahl der **Moduleinheiten** ist vom Stundenumfang des Moduls abhängig. Sie werden in nummerischer Reihenfolge mit den dazugehörigen Bezeichnungen und deren Stundenumfang dargestellt.

Handlungskompetenz	**Die Teilnehmenden schätzen...**
Modulverantwortliche	
Vorschlag zur Gestaltung der Modulabschlussprüfung	

128

Module sind auf den Erwerb von Kompetenzen ausgelegt. Die benötigten Kompetenzen, die erforderlich sind, um beruflichen Herausforderungen adäquat zu bewältigen, stehen im Vordergrund und werden in Form von zu erwartenden **Handlungskompetenzen** dargestellt. Eine Darstellung dazu, wie die zu erwartenden Handlungskompetenzen der Praxisanleiter ermittelt wurden, fand ausführlich in der zweiten Konstruktionsphase statt.

In § 7 der DKG-Empfehlung für die Weiterbildung zur Praxisanleitung soll jedem Modul ein **Modulverantwortlicher** zugeteilt werden.[259] Da in den Ausführungen der DKG hierfür kein Feld vorgesehen war, wurde es in diesem Formular mit aufgenommen. Der Modulverantwortliche koordiniert und organisiert die zeitliche Abfolge des Moduls. Er trägt die Verantwortung für die Umsetzung und die Dokumentation der Evaluation.

Eine weitere Ergänzung innerhalb dieser Arbeit stellt das Element **Vorschlag zur Gestaltung der Modulabschlussprüfung** dar. Die in der DKG- Empfehlung geregelte Vorgehensweise der Prüfung wird innerhalb dieses Punktes konkretisiert und es werden mögliche Prüfungsformen dargestellt (siehe Kapitel 10.4.).

Auf der zweiten Ebene dieses modularen Systems sind Moduleinheiten abgebildet. Mehrere Moduleinheiten ergeben in ihrer Gesamtheit ein Modul. Die jeweiligen Moduleinheiten sind ihr ihrer Komplexität reduziert, fokussieren aber spezifische inhaltliche Beschreibungen der einzelnen Module.

Exemplarisch findet die Darstellung der Elemente einer Moduleinheit weiterhin am Modul PA M II statt. Ausgewählt wurde die **Moduleinheit** mit der **Bezeichnung** „Anleiten". Die **Codierung** weist neben der Modul- und Moduleinheitsbezeichnung, eine Nummerierung in arabischer Ziffer auf. Die **Stundenzahl** weist den Stundenumfang der Moduleinheit aus. In den 60 Stunden dieser Moduleinheit sind 16 Stunden Hospitation mit eingeschlossen. Diese Stunden für die Hospitation sind im Rahmen der Weiterbildung zu absolvieren.

---

[259] vgl. DKG-Empfehlung für die Weiterbildung zur Praxisanleitung (2015), S. 7.

Die folgende Abbildung zeigt die Moduleinheit komplett und wird im folgenden Verlauf ebenfalls in seine Bausteine zerlegt und erläutert.

Bezeichnung der Moduleinheit		Anleiten	
Codierung		PA M II ME 2	
Stunden	60 Stunden, davon 16 Stunden Hospitation	Credits	
Verantwortliche Lehrkraft			
Beschreibung der Moduleinheit			
Fachdidaktische Interpretation			
Handlungskompetenzen	Die Teilnehmenden...		
Lernergebnisse	**Wissen** Die Teilnehmenden... **Können** Die Teilnehmenden... **Einstellungen** Die Teilnehmenden...		
Inhalte			
Literaturempfehlung zur Erstellung der Lehr-/ Lerneinheit			

Eine Vergabe von **Credits** erfolgt auf dieser Ebene ebenfalls und wird im weiteren Verlauf der Arbeit ein eigenes Kapitel erhalten.

Je nach Bildungseinrichtung unterrichten mehrere Lehrkräfte innerhalb einer Moduleinheit. Die **verantwortliche Lehrkraft** koordiniert und kommuniziert mögliche Veränderungen mit dem Modulverantwortlichen. Gemeinsamen können dann Revisionen innerhalb der Moduleinheit vorgenommen werden.

Beschreibung der Moduleinheit	In dieser Moduleinheit setzen sich die Teilnehmenden mit strukturellen und gesetzlichen Rahmenbedingungen, kommunikativen Aspekten und methodisch-didaktischen Modellen auseinander.
Fachdidaktische Interpretation	Der Anleitungsprozess steht im Mittelpunkt dieser Moduleinheit. Der fachdidaktische Schwerpunkt wird hierbei auf die Interaktion gelegt, die eine gelungene Beziehungsgestaltung ebenso betrachtet, wie Konfliktlösungsstrategien. Institutionelle Rahmenbedingungen, z.B. normative Vorgaben durch den Gesetzgeber, finden in dieser Moduleinheit ebenfalls Beachtung.
Handlungskompetenzen	Die Teilnehmenden...
Lernergebnisse	**Wissen** Die Teilnehmenden... **Können** Die Teilnehmenden... **Einstellungen** Die Teilnehmenden...

In der **Beschreibung der Moduleinheit** erhalten die Teilnehmenden einen ersten Überblick über die zu bearbeitenden Inhalte. Die Beschreibungen, die durch die DKG erfolgten, weisen ein hohes Abstraktionsniveau auf, sodass diese Formulierungen in das konkretisierte Curriculum übertragen werden konnten. Die Darstellungen der darunter liegenden zu erreichenden Handlungskompetenzen weisen ein mittleres Niveau auf. Eine Kompatibilitätsprüfung ergab, dass die überarbeiteten Handlungskompetenzen vollständig durch die bestehenden Modulbeschreibungen der DKG abgebildet werden.

Mit Hilfe einer **fachdidaktischen Interpretation** der Moduleinheiten wird der Fokus auf ein konstitutives Element gelegt, um den Schwerpunkt aufzeigen, der zur weiteren didaktisch- methodischen Unterrichtsplanung hilfreich ist.

Dieser Baustein wird in dem neuen Curriculum hinzugefügt und im Folgenden erläutert.

Den Modulen dieser Weiterbildung liegt ein Pflegeverständnis zu Grunde, dass pflegeberufliches Handeln an Pflege- oder Anleitungssituationen gebunden ist. Hundenborn/ Kreienbaum und Knigge- Demal beschreiben in dem Systemischen Ansatz von Pflege, dass diese Situationen geprägt sind durch die teilnehmenden Akteure und die beeinflussenden Umweltfaktoren. Die subjektiven Deutungen, die Erlebnisweisen und Zuschreibungen, wie die Teilnehmer die jeweilige Situation erleben, werden in dem konstitutiven Element „Erleben und Verarbeiten" dargestellt. Die Interaktionsstrukturen, die in jeder Pflege- oder Anleitungssituation eine bedeutsame Rolle spielen, können eine komplexe Herausforderung für Praxisanleiter darstellen.[260] Wie sich institutionelle und gesamtgesellschaftliche Einflüsse auf die Situationen auswirken können, wurde in der Interpretation des Pflegeverständnisses in Kapitel 10.1.1 verdeutlicht.

In dem Curriculum zur Praxisanleiterweiterbildung soll der Systemische Ansatz von Pflege dazu dienen, Perspektiven und Ausbildungsschwerpunkte innerhalb der Module festzulegen, um die Formulierung der Lernergebnisse entsprechend des analysierten Schwerpunktes zu vereinfachen. Die Modulbeschreibungen werden mit Hilfe dieser fachdidaktischen Theorie interpretiert, um dann herauszufiltern, welches konstitutive Element innerhalb des entsprechenden Moduls handlungsleitend sein soll.

Die **Handlungskompetenzen** beziehen sich hier auf die Moduleinheiten. Sie beschreiben, welche Kompetenzen Praxisanleiter benötigen, damit sie in die Lage versetzt werden, spezifische Berufssituationen professionell zu bewältigen. Die Beschreibung der Handlungskompetenzen erfolgte bereits in Kapitel 10.2.1 (Analyse der Handlungsfelder).

Lernergebnisse konkretisieren die zuvor genannten Handlungskompetenzen. Sie bezeichnen das, was die Praxisanleiter nach vollendetem Lernprozess wissen, verstehen und in der Lage sind durchzuführen. Die Lernergebnisse werden unterteilt in Aspekte des Wissens, Könnens und der Einstellungen. Diese Aspekte sind gleichrangig und gleichermaßen notwendig, um eine umfassende Handlungskompetenz abzubilden. Innerhalb der Moduleinheiten dienen diese Aspekte neben einer lernergebnis-

---

[260] vgl. Hundenborn, G. (2007), S. 46f.

orientierten Beschreibung, auch als Ordnungsinstrument. Zu erreichende Kompetenzen und deren Ausrichtung werden durch diese Art der Zuweisung näher und klarer beschrieben.

Der Aspekt des Wissens beschreibt das Endergebnis von Lernen und Verstehen im Bereich des beruflichen Tätigkeitsfeldes.

Das Können beschreibt die Fertigkeiten, die benötigt werden, damit das erworbene Wissen in Handlungen angewendet und umgesetzt werden kann.

Der Aspekt der Einstellungen steht für Haltungen, die Praxisanleiter erwerben in Bezug zu anderen Menschen und Gegenständen.

Zu den Formulierungen der Lernergebnisse erfolgt im weiteren Verlauf der Arbeit eine nähere Erläuterung in Kapitel 10.3.3.

Inhalte	
Literaturempfehlung zur Erstellung der Lehr-/Lerneinheit	

Lernergebnisse geben Rückschlüsse auf die zu bearbeitenden **Inhalte** innerhalb der Moduleinheit und gelten als verpflichtend.

Die Bezeichnung der DKG „Literaturempfehlung zur Erstellung der Moduleinheit" erhält nun die Bezeichnung **Literaturangaben zur Erstellung der Lehr-/Lerneinheit**. Mit Hilfe dieser Empfehlungen kann die konkrete Unterrichtsvorbereitung erfolgen. Sie sind fortlaufend auf aktuellem Stand zu halten und bedürfen daher einer regelmäßigen Überprüfung durch die verantwortliche Lehrkraft.

Um die Literaturempfehlung zur Erstellung der Lehr-/Lerneinheit umfassend gestalten zu können, wurde eine Tabelle erstellt, die sich im Anhang dieser Arbeit befindet. Unter Zuhilfenahme der Beschreibung der Moduleinheiten, der Handlungskompetenzen und der Lernergebnisse konnten zu bearbeitende Inhalte der jeweiligen Moduleinheiten ausfindig gemacht werden. Literatur, die für die Vermittlung der Inhalte als relevant erachtet wurde, findet in der Tabelle Berücksichtigung. Im Rahmen dieser Untersuchung wurde auf den Bibliothekskatalog OPAC, der Katholischen Hochschule Nordrhein-Westfalen, auf Literaturempfehlungen aus den Pflegewissenschaft- und Pädagogikstudiengängen zurückgegriffen. Somit wurde die Aktualität der jeweiligen Literatur beachtet oder, falls erforderlich, angepasst. Bei der Literaturauswahl handelt es sich lediglich um Empfehlungen, die keinen verpflichtenden Charakter aufweisen. Die folgende Darstellung aus dem Modul PA M II ME 2 verdeutlicht die vorgenommenen Ergänzungen der Literaturempfehlung.

Ergänzungen der Literaturempfehlung

- Paschko, F., Schulze-Kruschke, C., Walter, A., 2011: Pflegiothek: Praxisanleitung in der Pflegeausbildung für die Aus-, Fort- und Weiterbildung. Cornelsen, Berlin.
- Oelke U., Hilbert M., 2013: Didaktik und Methodik für Lehrende in Pflege- und Gesundheitsberufen.Cornelsen Schulverlag GmbH, Berlin.
- Ertl-Schmuck, R., Fichtmüller F., 2009: Theorien und Modelle der Pflegedidaktik. Juventa Verlag, Weinheim.
- Kühn-Hempe, C., Thiel, V., 2013: Die generalistische Pflegeausbildung in Modulen. Mabuse Verlag, Frankfurt am Main.
- Bamberger, G.G., 2015: Lösungsorientierte Beratung: Praxishandbuch. 5. Auflage, Beltz, Weinheim, Basel.
- Geißner, U., 2006: Kommunikation verstehen. 1. Auflage, Thieme, Stuttgart.
- Bastian, J., Combe, A., Langer, R., 2016: Feedback-Methoden. 4. Auflage, Beltz, Weinheim, Basel.
- Hofmann E., Löhle M., 2016: Erfolgreich Lernen. 3. überarbeitete Auflage, Hogrefe Verlag, Bern.
- Kiehne, B., 2015: Die Biografie lehrt mit: Eine qualitative Untersuchung zum Zusammenhang von Lernbiografie und Lernüberzeugung bei Nachwuchslehrenden (Internationale Hochschulschriften).1. Auflage, Waxmann, Münster.

Literaturempfehlung zur Erstellung der Lehr-/ Lerneinheit	Denzel, S., Gnamm, E., 2007: Praxisanleitung für Pflegeberufe. 3. überarbeitete Auflage, Thieme, Stuttgart.
	• Hundenborn, G., 2007: Fallorientierte Didaktik in der Pflege. 1. Auflage, Urban & Fischer, München, Jena.
	• Mamerow, R., 2015: Praxisanleitung in der Pflege. 5. Auflage, Springer, Heidelberg.
	• Mensdorf, B., 2013: Schüleranleitung in der Pflegepraxis. 5. aktualisierte und erweiterte Auflage, Kohlhammer, Stuttgart.
	• Nickolaus, R., 2013: Didaktik-Modelle und Konzepte beruflicher Bildung. Schneider Verlag Hohengehren, Baltmannweiler.
	• Olbrich, C., Darmann-Finck, I., Greb, U., 2009: Modelle der Pflegedidaktik. Urban & Fischer/Elsevier GmbH, München.
	• Quernheim, G., 2013: Spielend anleiten und beraten. 4. Auflage, Urban & Fischer Verlag/ Elsevier GmbH, München.

In der dargestellten Art und Weise erfolgte eine Überprüfung und Anpassung sämtlicher Module und Moduleinheiten der DKG-Empfehlung zur

Praxisanleitung, um dann in die konkretisierten Moduleinheiten dieser Arbeit übernommen zu werden.

10.3.2 Das Leistungspunktesystem

In der DKG- Empfehlung für die Weiterbildung zur Praxisanleitung wird auf die Vergabe von Leistungspunkten verzichtet. Sie stützen ihre Argumentation dabei auf eine kritische Betrachtung von Ingwersen (siehe Kapitel 6.2.4) und die derzeitige Freiwilligkeit einer Punktevergabe, streben an dieser Stelle an, „ *mehr Sorgfalt....auf die Beschreibung der Lernergebnisse...*"[261] zu legen.

In dieser Arbeit soll der Empfehlung des Europäischen Parlaments und des Rates Folge geleistet werden. 2009 gaben sie eine Empfehlung zur Einrichtung des Europäischen Leistungspunktesystems für die Berufsbildung (ECVET) heraus. Sie folgen damit einer Bildungspolitik, die für größere Transparenz auf dem europäischen Arbeitsmarkt sorgt.[262]

Sie bezeichnen Leistungspunkte als einen Satz von Lernergebnissen, mit dem eine Anerkennung und Anrechnung bewerteter Lernergebnisse von Einzelpersonen, die eine Qualifikation erwerben wollen, erleichtert wird.[263]

Mit Hilfe der Punktevergabe werden Module quantitativ bewertbar, da sie auf den Arbeitsaufwand, den die Praxisanleiter für die Aneignung der im Modul beschriebenen Handlungskompetenzen benötigen, ausgerichtet ist. Neben der Präsenzzeit finden hier ebenfalls die Zeiten, die für Selbstlernphasen, wie das Vor- und Nachbereiten des Unterrichts, für die Erstellung einer Hausarbeit und deren Präsentation sowie zur Prüfungsvorbereitung benötigt werden, Berücksichtigung.

Für jede erfolgreich erbrachte Modulabschlussprüfung erhält der angehende Praxisanleiter Leistungspunkte, die nach einem bestimmten System vergeben werden, dem Euopean Credit System for Vocational Edu-

---

[261] DKG (2015), Erläuterungen zur modularen DKG-Empfehlung vom 29.09.2015 für die Weiterbildung in den pflegerischen Fachgebieten. S. 16.
[262] vgl. Das Europäische Parlament, Der Rat (2009).
[263] vgl. ebd. S. 4.

cation and Training (ECVET) oder Credits genannt. Damit bleibt jedes Modul für sich eine Einheit und kann in andere Weiterbildungsmaßnahmen oder zu anderen Weiterbildungsstätten, übertragen werden. Die Maßnahme erhält damit eine stärkere Transparenz und die von der europäischen Bildungspolitik vorgeschlagene Übertragbarkeit.

Auf Empfehlungen des Europäischen Parlaments und des Rates werden für das Erbringen der erwarteten Lernleistungen eines Jahres Vollzeit- Berufsbildung 60 Punkte vergeben. Formal werden Credits für die Qualifikation als Ganzes und dann für die einzelnen Einheiten (Module) vergeben. Sie schlagen vor, dass Credits für Qualifikationen, für die es keinen formalen Referenz- Bildungswert gibt, durch Einschätzung zuerkannt werden können.[264] Die Einschätzung der Punktevergabe für die Praxisanleitungsmodule erfolgt in Anlehnung eines Modulhandbuches für die dreijährige Altenpflegeausbildung in Nordrhein- Westfalen.[265]

Für Selbstlernzeiten wird in den Modulen eine pauschale Stundenvergabe von 45 Minuten pro Unterrichtsstunde veranschlagt.

Die folgende Darstellung veranschaulicht die zu Grunde gelegte Berechnung der Credits.

Weiterbildung zur Praxisanleitung	Stundenzuordnung
• Gesamtstundenzahl der Qualifikation: 200 Stunden à 45 Minuten • Selbstlernzeit: 200 Stunden à 45 Minuten	• 150 • 150
Gesamt:	• 300

Ausgehend davon, dass Eckardt (2005) in seiner Veröffentlichung einem Credit eine ca. 30- stündige Arbeitsbelastung zugeordnet hat,[266] ergeben sich 10 Credits für die gesamte Weiterbildungsmaßnahme. Bei identischer Stundenverteilung auf zwei Module, ergibt das eine Berechnung von 5

---

[264] vgl. Das Europäische Parlament, Der Rat (2009), S. 7.
[265] vgl. Hundenborn, G., Kühn- Hempe, C. (2011), S. 19f.
[266] vgl. Eckardt, P. (2005), S. 84ff.

Credits pro Modul. Innerhalb der Module erfolgt eine weitere Differenzierung der Credits, durch eine gleichmäßige Verteilung über die Anzahl der Unterrichtsstunden pro Moduleinheit.

Für die Moduleinheit PA M II ME 2 würde das folgendermaßen aussehen:

Bezeichnung der Moduleinheit		Anleiten	
Codierung		PA M II ME 2	
Stunden	60 Stunden, davon 16 Stunden Hospitation	Credits	3

10.3.3 Die Lernergebnisse

Eine Bewertbarkeit und Vergleichbarkeit von Modulen ist neben dem Leistungspunktesystem durch die Ausweisung von Lernergebnisse (Learning outcomes) möglich. Innerhalb eines Lernprozesses konkretisieren die Lernergebnisse die zu erreichenden Handlungskompetenzen.

Lernergebnisse werden aus der Sicht des Lernenden beschrieben und verschaffen ihm einen Überblick über seine im Lernprozess erreichten Kenntnisse, Fertigkeiten und Kompetenzen. Bei der Verwendung von Lernergebnissen findet ein Paradigmenwechsel statt. Es stehen nicht mehr die zu vermittelnden Lehrinhalte im Fokus, sondern die durch den Lerner zu erwerbenden Kompetenzen.

Bevor die Lernergebnisse innerhalb der Module angepasst und konkretisiert wurden, fand zwischen den Autoren dieser Arbeit ein hermeneutisch vermittelnder Prozess der Konsensfindung statt. Sie gingen der Frage nach, wie Lernergebnisse zu verstehen sind und ob eine Kompatibilität zu den beschriebenen Handlungskompetenzen und dem geforderten Niveau 6 des DQR vorhanden ist. Grundlage hierfür ist die Aussage der DKG, besondere Sorgfalt auf die Beschreibung der Lernergebnisse gelegt zu haben und eine Zuweisung auf das DQR Niveau 6 anzustreben.[267]

Die vorgegebenen Lernergebnisse der DKG wurden in eine Tabelle übertragen und auf ihre Konkretheit hin analysiert. Der Fokus der Betrachtung lag hierbei auf dem, was der Lernende nach vollendeter Weiterbildung in der Lage ist zu tun und nicht auf dem Inhalt der einzelnen Module. Im weiteren Verlauf wurden die Lernergebnisse den jeweiligen Taxonomien nach Bloom zugeordnet. Mit Hilfe dieser hierarchischen Klassifizierung der einzelnen Lernergebnisse erfolgte ein Überblick über die Tiefe und Breite der Lernprozesse.

Alle Lernergebnisse die durch die DKG formuliert wurden, sind mit einem aktiven Verb versehen. Allerdings wurde nicht stringent mit klaren, zweifelsfreien Verben gearbeitet. Es sind mehrdeutige Verben zur Anwendung gekommen, z.B. *„wissen", „kennen", „sich bewusst sein"*[268], welche im weiteren Verlauf dieser Arbeit konkretisiert und angepasst werden. Größtenteils wurde nur ein Verb pro Lernergebnis verwendet und der folgende Satz beinhaltet, wie in zahlreichen Literaturen gefordert, den Kontext des Gegenstandes. Bei der Auswahl der aktiven Verben durch die DKG wurde zum Teil nicht deutlich, auf welchen Kontext bzw. auf welches Wissen und Können es sich bezieht z.B. *„... sind bereit, sich auf Lernbiographien einzustellen."*[269]

Beispielhaft soll das an dem Modul PA MII ME 2 „Anleiten" dargestellt werden.

---

[267] vgl. DKG (2015), Erläuterungen zur modularen DKG-Empfehlung vom 29.09.2015 für die Weiterbildung in den pflegerischen Fachgebieten. S. 16.
[268] DKG-AG Weiterbildung zur Praxisanleitung (2015), Anlage I, S. 6, S. 8.
[269] DKG-AG Weiterbildung zur Praxisanleitung (2015), Anlage I, S. 15.

Tabelle 4: Überprüfung und Anpassung der Lernergebnisse

PA M II ME 2 Anleiten

Kompetenzbereich	Lernergebnisse	Niveaustufen nach Bloom, Krathwohl und Masia	Verbesserungsvorschläge
	Wissen:		
Fachkompetenz	• kennen wesentliche Merkmale didaktischer Modelle und deren Relevanz.	• kennen = weniger gut überprüfbares Verb	• benennen wesentliche Merkmale didaktischer Modelle und deren Relevanz.
Fachkompetenz	• wissen um die Bedeutung der Organisation und Möglichkeiten des Zeitmanagements.	• wissen = weniger gut überprüfbares Verb	• optimieren die Anleitungsprozesse unter Beachtung des Zeitmanagements.
Sozialkompetenz	• unterscheiden Eigen- und Fremdreflexion.	• unterscheiden = Niveaustufe 2 (Verstehen)	• unterscheiden zwischen den Systemen der Eigen- und Fremdreflexion.
	Können:		
Fachkompetenz	• erweitern und vertiefen unterschiedliche Methoden der Anleitung.	• erweitern und vertiefen = weniger gut überprüfbares Verb	• erläutern unterschiedliche Methoden der Anleitung und wenden diese im Ausbildungsprozess an.
Sozialkompetenz	• berücksichtigen zeitliche und strukturelle Vorgaben und Ressourcen.	• berücksichtigen = Stufe 1 (Empfangen) →affektive Taxonomie	
Sozialkompetenz	• beziehen bei der Anleitung die Bedürfnisse und den Lernbedarf des Anzuleitenden mit ein.	• beziehen ein = Niveaustufe 3 (Anwenden)	
Selbstkompetenz/Selbstständigkeit	• planen und gestalten die Anleitung anhand des gewählten theoretischen Modells.	• planen = Niveaustufe 5 (Synthetisieren) • gestalten = Niveaustufe 5 (Synthetisieren)	
Selbstkompetenz/Selbstständigkeit	• analysieren und beurteilen den Anleitungsprozess.	• analysieren = Niveaustufe 4 (Analysieren) • beurteilen = Niveaustufe 6 (Evaluieren)	
Fachkompetenz	• setzen die gesetzlichen Vorgaben um.	• setzen um = Niveaustufe 3 (Anwenden)	

Kompetenzbereich	Lernergebnisse	Niveaustufen nach Bloom, Krathwohl und Masia	Verbesserungsvorschläge
Selbstkompetenz/ Selbstständigkeit Sozialkompetenz	• analysieren den individuellen Lernprozess und leiten geeignete Maßnahmen zur Lemförderung ab.	• analysieren = Niveaustufe 4 (Analysieren) • leiten ab = Niveaustufe 4 (Analysieren)	
Sozialkompetenz	• identifizieren Entwicklungsmöglichkeiten des Anzuleitenden.	• identifizieren = Niveaustufe 4 (Analysieren)	
Sozialkompetenz	• gehen mit Konfliktlösungen konstruktiv um.	• gehen um = weniger gut überprüfbares Verb	• erkennen Konflikte und lösen diese konstruktiv.
	Einstellungen:		
Sozialkompetenz	• sehen Praxisanleitung stets unter dem Aspekt der Patientenorientierung.	• sehen = weniger gut überprüfbares Verb	• bewerten Praxisanleitung stets unter dem Aspekt der Patientenorientierung.
Selbstkompetenz/ Selbstständigkeit	• sind sich ihres pädagogischen/methodischen Freiraums bewusst.	• bewusst = bewusst = Stufe 1 (Empfangen) → affektive Taxonomie → weniger gut überprüfbares Verb	• setzen sich mit ihrem pädagogischen/ methodischen Freiraum auseinander und zeigen Innovationsbereitschaft im Umgang mit Neuentwicklungen im Pflege- und Ausbildungsalltag.
Selbstkompetenz/ Selbstständigkeit	• sind motiviert, sich in Lehr-Lernprozessen aktiv einzubringen.	• motiviert = weniger gut überprüfbares Verb	• nehmen Lehr- Lernprozesse wahr und bringen sich aktiv ein.
Selbstkompetenz/ Selbstständigkeit	• sind bereit, sich auf Lernbiographien einzustellen.	• bereit sein = bereit sein = bereit sein zu = Stufe 2 (Reagieren) → affektive Taxonomie → weniger gut überprüfbares Verb	• berücksichtigen unterschiedliche Lernbiographien und stellen sich darauf ein.

Die Lernergebnisse, speziell aus den Modulen PA M I ME I und ME II, spiegeln das notwendige breite Fachwissen mit wissenschaftlichen Grundlagen wider. Das durch den DQR geforderte kritische Hinterfragen von Methoden und Theorien ist mit eingeschlossen. Das ein Schwerpunkt auf die Fachkompetenz gelegt wurde, wird dadurch deutlich, dass mehr als dreiviertel der Lernergebnisse den kognitiven Taxonomien nach Bloom zuzuordnen sind und sich die Lernergebnisse auf allen Niveaustufen wiederfinden.

Im PA M II liegt der Schwerpunkt im Bereich der personalen Kompetenz. Die Lernergebnisse der DKG wurden hierin überwiegend durch Formulierungen aus dem kognitiven Bereich abgebildet. Lernergebnisse aus dem affektiven Bereich sind nur in geringer Anzahl vorhanden. Das neu zu konstruierende Curriculum wird in diesen Moduleinheiten die Lernergebnisse durch Verben aus der affektiven Taxonomie ergänzen.

Die psychomotorischen Taxonomien finden in keinem Modul Anwendung. Es ist davon auszugehen, dass die zukünftigen Praxisanleiter die physischen Fertigkeiten, die benötigt werden um die Aufgabe als Praxisanleiter wahrzunehmen, bereits besitzen und sie diese innerhalb der Pflege- und Anleitungssituationen an die Auszubildenden weitergeben können.

Im Anhang dieses Buches befindet sich eine Tabelle, die verdeutlicht, wie die Lernergebnisse aus allen Moduleinheiten analysiert, überarbeitet und angepasst aussehen.

Eine Anpassung der Lernergebnisse erfolgte in allen Moduleinheiten des überarbeiteten Curriculums.
In der folgenden Darstellung wird an Modul PA M II ME 2 beispielhaft dargestellt, wie die Lernergebnisse nach gründlicher Analyse ergänzt und konkretisiert wurden.

Bezeichnung der Moduleinheit	
Codierung	
Stunden	
V	

Vervollständigung der Lernergebnisse nach Konkretisierung der Handlungs-kompetenz

- geben die rechtlichen Vorgaben der unterschiedlichen Pflege-ausbildungen einschließlich den dazugehörigen Ausbildungs- und Prüfungsverordnungen wieder.
- planen und gestalten den Lernprozess positiv, indem geeignete teilmerorientierte didaktische Modelle ausgewählt werden.
- stellen sich in ihrem Kommunikationsverhalten auf ihr Gegenüber ein und passen ihre Sprache entsprechend an.
- setzen sich mit beruflichen Belastungssituationen auseinander.
- berücksichtigen Bewältigungsstrategien in ihrem Handeln.

...le
...der
...nleiter-
...rschiedliche
...). Sie bewältigen
...wendung geeigneter Be-
...enbedingungen und rechtliche Struktu-
...chiedlicher Pflegeausbildungen sind ihm vertraut.

Lernergebnisse	**Wissen** Die Teilnehmenden... - benennen wesentliche Merkmale didaktischer Modelle und deren Relevanz. **Können** Die Teilnehmenden... - optimieren die Anleitungsprozesse unter Beachtung des Zeitmanagements. - unterscheiden zwischen den Systemen der Eigen- und Fremdreflexion. - erläutern unterschiedliche Methoden der Anleitung und wenden diese im Ausbildungsprozess an. - beziehen bei der Anleitung die Bedürfnisse und den Lernbedarf des Anzuleitenden ein. - analysieren und beurteilen den Anleitungsprozess. - analysieren den individuellen Lernprozess und leiten geeignete Maßnahmen zur Lernförderung ab. - identifizieren Entwicklungsmöglichkeiten des Anzuleitenden. - erkennen Konflikte und lösen diese konstruktiv. - setzen die gesetzlichen Vorgaben um. - berücksichtigen zeitliche und strukturelle Vorgaben und Ressourcen. **Einstellungen** Die Teilnehmenden... - nehmen Lehr-Lernprozesse wahr und bringen sich aktiv ein. - bewerten Praxisanleitung stets unter dem Aspekt der Patientenorientierung. - setzen sich mit ihrem pädagogischen/methodischen Freiraum auseinander und zeigen Innovationsbereit-schaft im Umgang mit Neuentwicklungen im Pflege- und Ausbildungsalltag. - berücksichtigen unterschiedliche Lernbiographien und stellen sich darauf ein.

Dabei wurden nicht nur die in Kapitel 6.2.2. dargestellten Verben, zur Formulierung von Lernergebnissen in der kognitiven Domäne verwendet, sondern es erfolgte ebenso eine Ergänzung durch die Vorschläge der Nexus.[270]

10.4 Vorschlag zur Gestaltung der Modulabschlussprüfung

Die Überarbeitung der Lernergebnisse durch den Einsatz von Operatoren ermöglicht einerseits eine Überprüfung, ob die erwarteten Handlungskompetenzen erreicht werden und andererseits sind sie eine wertvolle Unterstützung bei der Formulierung von Beurteilungskriterien bzw. bei der Gestaltung der Modulabschlussprüfungen.

Die Prüfungsform ist derart zu wählen, dass eine Überprüfung der Erreichbarkeit der Lernergebnisse erfolgen kann.

Mündliche, schriftliche und praktische Prüfungsformen fokussieren unterschiedliche Kompetenzbereiche und Lernergebnisse. Eine schriftliche Prüfung eignet sich, um Fach- und Methodenkompetenzen zu prüfen, eine mündliche Form der Prüfung eignet sich, um neben der Fachkompetenz auch die im DQR geforderten personalen Kompetenzen bewerten zu können.

Jedes Modul ist einzeln zu prüfen. Daraus ergeben sich für diese Arbeit zwei Modulabschlussprüfungen.

Im Basismodul PA M I liegt der Schwerpunkt in der Vermittlung von Fachkompetenzen, der dadurch deutlich wird, dass etwa dreiviertel der Lernergebnisse aus dem Bereich der kognitiven Taxonomien nach Bloom stammen. Eine geeignete Prüfungsform ist eine schriftliche, beispielsweise eine Seminar- oder Hausarbeit, die mit Hilfe von Operatoren aus dem kogni-

---

[270] vgl. Nexus Impulse für die Praxis (2015), S. 5.

tiven Bereich z.B. benennen, beschreiben oder begründen verknüpft wird.[271]

Im Vertiefungsmodul PA M II steht die Entwicklung der personalen Kompetenz im Vordergrund. Die Formulierungen der Lernergebnisse wurden durch Operatoren aus den affektiven Taxonomien nach Bloom ergänzt. Das Bundesministerium für Bildung und Forschung schlägt zur Überprüfung von Sozial- und Selbstkompetenzen eine mündliche Überprüfung, in Form von Referaten, Präsentationen oder Podiumsdiskussionen, vor.[272]

Eine mögliche Modulabschlussprüfung könnte beispielsweise eine Facharbeit, mit dem Schwerpunkt der Auseinandersetzung mit ihrer Doppelrolle als Praxisanleiter oder einer Stellungnahme zur Bedeutsamkeit des Praxisanleiters im Rahmen der Pflegeausbildung, sein. Diese Facharbeit sollte dann in mündlicher Form präsentiert und bewertet werden.

Im weiteren Verlauf findet eine Darstellung der beispielhaft verwendeten Operatoren statt.

Die Aufgabe der Operatoren liegt darin, dem Lerner zu signalisieren, welche Tätigkeit zur Bearbeitung der Prüfungsaufgaben von ihm erwartet wird. Mit Hilfe der Definitionen ist ein einheitliches Begriffsverständnis für Lerner und Lehrperson gegeben.

Benennen	Sachverhalte ohne nähere Erläuterungen, präzise aufzählen oder zusammentragen. Sachverhalte werden ohne Wertung zusammengetragen.[273]
Beispiel	• Benennen Sie die Grundbegriffe der deskriptiven Statistik. • Benennen Sie die gesetzlichen Grundlagen des Qualitätsmanagements.

---

[271] vgl. Bundesministerium für Bildung und Forschung (BMBF) (Hrsg.) (2013), S. 27ff.
[272] vgl. Bundesministerium für Bildung und Forschung (BMBF) (Hrsg.) (2013), S. 27ff.
[273] vgl. Niedersächsischer Bildungsserver (2016) und vgl. KMK (2012).

Beschreiben	Sachverhalte und Vorgänge, fachlich korrekt in eigener Sprache strukturiert darlegen. Zu verwenden ist eine sachliche Ausdrucksform, die weder auf eine Wertung noch auf einer Erklärung beruht.[274]
Beispiel	• Beschreiben Sie den Aufbau von Studien. • Beschreiben Sie die Planungsschritte der Anleitung. • Beschreiben Sie ihren eigenen Verantwortungsbereich im Rahmen der optimalen Umsetzung des Qualitätsmanagements.

Begründen	Sachverhalte durch nachvollziehbare Argumente stützen und anhand von Beispielen absichern. Einen Zusammenhang zwischen Ursache und Wirkung für einen Sachverhalt herstellen.[275]
Beispiel	• Begründen Sie die Notwendigkeit von Planungsschritten innerhalb einer Anleitungssituation. • Begründen Sie, warum eine positive Lernatmosphäre für die Anleitungssituation berücksichtigt werden muss.

Auseinander setzen	Zu einem Sachverhalt oder einer Problemstellung eine Argumentation entwickeln, die zu einer begründeten und nachvollziehbaren Bewertung führt.[276]
Beispiel	• Setzen Sie sich aktiv mit Ihrer Rolle und den Prozessen der Beziehungsgestaltung auseinander und beschreiben Sie die mögliche Integration in den beruflichen Alltag.

Stellung nehmen	Zu einem Sachverhalt, Problemstellung, Aussage nach kritischer Prüfung und Abwägung auf der Grundlage von Fachwissen, begründet seine eigene Meinung formulieren und äußern.[277]
Beispiel	• Nehmen Sie Stellung zu Ihrer Doppelrolle als Praxisanleiter und Pflegender im Team.

Alle Module und Moduleinheiten aus der DKG- Empfehlung zur Praxisanleitung wurden in der dargelegten Art und Weise überarbeitet und werden im folgenden Kapitel dargestellt.

---

[274] vgl. ebd.
[275] vgl. Niedersächsischer Bildungsserver (2016) und vgl. KMK (2012).
[276] vgl. ebd.
[277] vgl. ebd.

10.4.1 Darstellung der Curriculumeinheiten für die Weiterbildung zur Praxisanleitung

Den Abschluss dieser dritten Konstruktionsphase bildet die Darstellung der überarbeiteten, sowie konkretisierten Module und Moduleinheiten. Die Erkenntnisse, die aus dem theoretisch-analytischen Teil dieser Arbeit gewonnen werden konnten, finden hier Anwendung.

Modulbezeichnung PA MI		Grundlagen der Praxisanleitung anwenden
Moduleinheiten (ME)		
ME 1	Lernen	36 Stunden
ME 2	Theoriegeleitet pflegen	32 Stunden
ME 3	Anleitungsprozesse planen und gestalten	16 Stunden
ME 4	Qualitätsmanagement- Arbeitsabläufe in komplexen Situationen gestalten	16 Stunden

Modulbezeichnung PA M II		Im Tätigkeitsfeld der Praxisanleitung professionell handeln
Moduleinheiten (ME)		
ME 1	Die Rolle als Praxisanleiter bewusst wahrnehmen	16 Stunden
ME 2	Anleiten	60 Stunden
ME 3	Beurteilen und bewerten	24 Stunden

BILDUNGSGANG		Praxisanleitung	
Verpflichtungsgrad	gemeinsames Pflichtmodul	**Modultyp**	Basismodul
Modulbezeichnung PA MI		**Grundlagen der Praxisanleitung anwenden**	
Stunden	100	**Credits**	5

Modulbeschreibung

Dieses Modul stellt das erste von zwei Modulen zur Weiterbildung zur Praxisanleitung dar. Die Besonderheit dieses Moduls liegt darin, dass es komplett in den pflegerischen Weiterbildungen nach DKG abgebildet ist (hier geht es in den fachbezogenen Modulen auf). Das Modul vermittelt das Basiswissen und die Grundlagen der Praxisanleitung. Es setzt beim Teilnehmenden an und geht von dessen eigenem Lernen und Verständnis vom Lernen aus. Andere am Lernprozess Beteiligte (Auszubildende, Weiterbildungsteilnehmende, Mitarbeiter) werden nur dann zielgerichtet angeleitet, wenn der Anleitende neben der pädagogischen Kompetenz über eine hohe pflegerische Expertise verfügt. Anleitung muss dabei den aktuellen Stand der Ergebnisse aus den Bezugswissenschaften (hier vor allem der Pflegewissenschaft) beachten. Durch Berücksichtigung des Qualitätsmanagements werden Lehr-Lernprozesse einer kontinuierlichen Reflexion unterzogen.

Fachdidaktische Interpretation

Innerhalb dieses Moduls bilden die Pflege- bzw. die Anleitungssituationen einen Schwerpunkt. Das konstitutive Element des Pflegeanlasses, der eine objektive Perspektive auf die Einschätzung der Situation erfordert, ist hier leitend. Diese Einschätzung erfordert eine hohe pflegerische Expertise, die sich an dem aktuellen Stand der Ergebnisse der Bezugswissenschaften orientiert. Eine Auseinandersetzung der Teilnehmenden mit der eigenen Lernbiographie, das durch das konstitutive Element des Erlebens und Verarbeitens verdeutlicht wird, bildet die Grundlage für den Erwerb pädagogischer Kompetenzen. Der institutionelle Kontext, in den jede Pflege- und Anleitungssituation eingebunden ist, findet innerhalb dieses Moduls ebenfalls Beachtung.

Moduleinheiten (ME)

ME 1	Lernen	36 Stunden
ME 2	Theoriegeleitet pflegen	32 Stunden
ME 3	Anleitungsprozesse planen und gestalten	16 Stunden
ME 4	Qualitätsmanagement- Arbeitsabläufe in komplexen Situationen gestalten	16 Stunden

Handlungskompetenz	Die Teilnehmenden schätzen den eigenen Wissensstand ihres Fachwissens im Zusammenhang mit ihrer Funktion als Praxisanleiter ein. Sie ergreifen geeignete Wege, um ihr Wissen zu aktualisieren, und reflektieren das Ergebnis. Sie nutzen ihr Fachwissen für die Gestaltung von Anleitungsprozessen in der Praxis, die sie kontinuierlich auf ihre Qualität hin bewerten, und passen ggf. Handlungsabläufe an.

Modulverantwortliche

Vorschlag zur Gestaltung der Modulabschlussprüfung

Schriftliche Prüfung z.B. Seminar- oder Hausarbeit, Klausur, Portfolio oder fallbezogenes Verfahren.

Bezeichnung der Moduleinheit		Lernen	
Codierung		PA M I ME 1	
Stunden	36	Credits	1,5
Verantwortliche Lehrkraft			

Beschreibung der Moduleinheit	In dieser Moduleinheit werden aus der individuellen Lernbiographie allgemeine und persönliche Lernstrategien entwickelt. Die Notwendigkeit der Reflexion, Dokumentation und Darstellung von Lehr- und Lernergebnissen und deren Bewertung werden thematisiert.
Fachdidaktische Interpretation	Im Vordergrund dieser Moduleinheit steht das Erleben und Verarbeiten individueller Lernbiographien. Das subjektive Deuten des eigenen Lernens führt zu Handlungsstrategien, die zu Optimierung von Lehr-, Lernprozessen beitragen. Das konstitutive Element der Interaktion findet ebenfalls Beachtung, indem Methoden zur Darstellung der Lernergebnisse erarbeitet werden.
Handlungskompetenzen	Die Teilnehmenden schätzen ihre eigenen Lernvoraussetzungen ein, organisieren und steuern das eigene Lernen unter Berücksichtigung ihrer Lernstrategien. Sie greifen dabei auf Grundlagen des wissenschaftlichen Arbeitens zurück und stellen ihre Lernergebnisse in geeigneter Form dar.
Lernergebnisse	**Wissen** Die Teilnehmenden... • identifizieren unterschiedliche Lerntechniken zur Selbststeuerung des eigenen Lernens. • stellen formale Kriterien wissenschaftlichen Arbeitens dar und wenden diese bei der Erstellung von Haus- und/oder Facharbeiten an. • benennen Lernmodelle. **Können** Die Teilnehmenden... • stellen sich Lernziele auf und passen sie dem Lernort und der Lernzeit an. • zeigen eigene Lernstrategie auf und optimieren diese. • wenden Lernmodelle zur Unterstützung des Lernens an. • erkennen den eigenen Lernbedarf und zeigen Handlungsstrategien auf. • wenden konkrete Arbeits- und Lernmethoden an und analysieren diese. • präsentieren Lernergebnisse anschaulich. • entwerfen für den eigenen Lernprozess Handlungsstrategien. **Einstellungen** Die Teilnehmenden...

	• verstehen den eigenen Lernprozess und beurteilen diesen. • berücksichtigen Lernen als Prozess, individuell angelegt ist und sich im Zeitverlauf verändern kann. • reflektieren ihr eigenes Lernverhalten und bewerten das Lernergebnis kritisch.
Inhalte	• Lernpsychologie • Lernstrategien • Lernformen • Lernmodelle und Lernhilfen • Lernprozesse • Präsentationsmethoden • Methoden des wissenschaftlichen Arbeitens • Selbst- und Zeitmanagement • Rhetorikseminar
Literaturempfehlung zur Erstellung der Lehr-/ Lerneinheit	• Erpenbeck, J., Sauter, S., Sauter, W., 2015: E-Learning und Blended Learning: Selbstgesteuerte Lernprozesse zum Wissensaufbau und zur Qualifizierung. Springer Gabler, Wiesbaden. • Gruschka, A., 2014: Lehren. Kohlhammer W., GmbH. • Jank, W., Meyer, H. 2011: Didaktische Modelle. 11. Auflage., Cornelsen, Berlin. • Klauer, K.J., 2011: Transfer des Lernens. Kohlhammer, Stuttgart. • Nussbaumer, G., von Reibnitz, C., 2008: Innovatives Lehren und Lernen. Huber, Bern. • Muster-Wäbs, H. et al., 2011: Lernen fallbezogen und problemorientiert gestalten. Prodos, Brake. • Schewior-Popp, S., 2013: Lernsituationen planen und gestalten. 2. Auflage., Thieme, Stuttgart. • Seifert, J.-W., 2014: Visualisieren – Präsentieren – Moderieren. 33. Auflage., GABAL Verlag GmbH, Offenbach. • Theisen, M.R., 2011: Wissenschaftliches Arbeiten. 15. Auflage., Vahlen, München. • Seibold, B., 2015: Visualisieren leicht gemacht. GABAL Verlag GmbH, Offenbach. • Panfil, E.A., 2013: Wissenschaftliches Arbeiten in der Pflege. Horgrefe, vorm.Verlag Hans Huber, Bern. • Brandenburg H., Panfil E.M., Mayer H., 2012: Pflegewissenschaft 2: Lehr- und Arbeitsbuch zur Einführung in die Pflegeforschung. Horgrefe, vorm.Verlag Hans Huber, Bern. • Franck, N., 2017: Handbuch Wissenschaftliches Arbeiten: Was man für ein erfolgreiches Studium wissen und können muss. 3. Auflage. UTB GmbH, Stuttgart. • Kocs, U., Kratz, T., Berga, J., 2014: Lernen lernen. Bildungsverlag EINS, Köln. • Hofmann, E., Löhle, M., 2016: Erfolgreich Lernen. 3. überarbeitete Auflage, Hogrefe Verlag, Bern.

	• Mazur, J. E., Steinweg-Fleckner, E., 2006: Lernen und Verhalten. 6. aktualisierte Auflage, Pearson Studium, London. • Denzel, S., Gnamm, E., 2007: Praxisanleitung für Pflegeberufe. 3. überarbeitete Auflage, Thieme, Stuttgart. • Quernheim, G., 2013: Spielend anleiten und beraten. 4. Auflage, Urban & Fischer Verlag/ Elsevier GmbH, München. • Mensdorf, B., 2013: Schüleranleitung in der Pflegepraxis. 5. aktualisierte und erweiterte Auflage, Kohlhammer, Stuttgart.

Bezeichnung der Moduleinheit		Theoriegeleitet pflegen	
Codierung		PA M I ME 2	
Stunden	32	Credits	1,5
Verantwortliche Lehrkraft			

Beschreibung der Moduleinheit	In dieser Moduleinheit werden Grundlagen wissenschaftlichen Arbeitens vermittelt. Sie gibt einen Überblick zum aktuellen Stand der Pflegewissenschaft. Die Teilnehmenden gewinnen Handlungssicherheit für die Praxis vor dem Hintergrund wissenschaftlicher Erkenntnisse.
Fachdidaktische Interpretation	Der Pflegeprozess steht im Mittelpunkt dieser Moduleinheit. Als formales Element der konstitutiven Elemente legt er Grundlagen zur Gestaltung jeder Pflege- und Anleitungssituation, die systematisch und auf evidenzbasiertem Wissen aufbauend, erfolgen soll.
Handlungskompetenzen	Die Teilnehmenden vertiefen die theoretischen Grundlagen und hinterfragen Ergebnisse der Pflege- und Bezugswissenschaften kritisch. Innerhalb der Anleitungs- und Pflegesituation wenden sie pflegerische Konzepte situativ an. Sie analysieren diese Situationen unter Berücksichtigung ihrer konstitutiven Merkmale und bestimmen die Inhalte der Lernsituation entsprechend. Sie richten ihr berufliches Handeln in Bezug auf aktuelle wissenschaftliche Erkenntnisse aus.
Lernergebnisse	**Wissen** Die Teilnehmenden... • beschreiben den Aufbau von Studien. • benennen Grundbegriffe der deskriptiven Statistik. • erläutern Kriterien zur Interpretation von Texten. • erläutern den systemischen Ansatz und die konstitutiven Elemente einer Pflegesituation. **Können** Die Teilnehmenden... • stellen Unterschiede von qualitativen und quantitativen Forschungsmethoden sowie Designs dar. • führen selbstständig eine Literaturrecherche durch. • identifizieren praxisrelevante Fragen, die mit Hilfe der Ergebnisse der Pflege- und Bezugswissenschaften beantwortet werden können. • lesen und interpretieren Studien. • übertragen Erkenntnisse aus Studien auf das eigene Handlungsfeld. • führen bei Patienten geeignete Assessments durch und bewerten die Ergebnisse kritisch. • begründen ihr Handeln auf Basis ihrer Expertise in interprofessionellen Teams in Bezug auf fachspezifische Fragestellungen.

	• evaluieren ihr berufliches Handeln nach kritischer Prüfung neuer wissenschaftlicher Erkenntnisse. • beziehen den systemischen Ansatz als Entscheidungsgrundlage zur Auswahl einer Pflegesituation und der Aufbereitung einer Lernsituation mit ein. **Einstellungen** Die Teilnehmenden... • sind bereit, sich permanent mit neuen wissenschaftlichen Ergebnissen auseinanderzusetzen und übertragen diese Ergebnisse in die Praxis.
Inhalte	• Forschungsprozesse und Evidence Based Nursing (EBN) • Anwendung von EBN auf Expertenstandard • PIKE-Schema als Hilfestellung für das Stellen wissenschaftlicher Fragen • Literaturrecherche, Literaturanalyse • Qualitative und quantitative Forschungsdesigns (Methoden zur Datenerfassung, Auswertung, Fehlerquellen, Interpretation der Ergebnisse) • Deskriptive Statistik (Maße der zentralen Tendenz, Häufigkeit etc.) • Auswertung und Bewertung von Studien • Assessments und deren Gütekriterien • Theorie-Praxis-Transfer • Systemischer Ansatz für Pflege
Literaturempfehlung zur Erstellung der Lehr-/ Lerneinheit	• Behrens, J., Langer, G., 2016: Evidence-based Nursing and Caring. Methoden und Ethik der Pflegepraxis und Versorgungsforschung- Vertrauensbildende Entzauberung der „Wissenschaft". 4. vollständig überarbeitete und erweiterte Auflage, Hogrefe Verlag, Bern. • Lamnek, S., Krell C. 2016: Qualitative Sozialforschung. 6. überarbeitete Auflage, Beltz, Weinheim. • LoBiondo-Wood, G., Haber, J., 2005: Pflegeforschung. Methoden-Bewertung-Anwendung. Urban & Fischer Verlag/ Elsevier GmbH, München. • Mayer, H., 2014: Pflegeforschung kennenlernen – Elemente und Basiswissen für die Grundausbildung. 6. Auflage. facultas.wuv, Wien. • Mayring, P., 2016: Einführung in die qualitative Sozialforschung. 6. Auflage, Beltz, Weinheim. • Peterßen, W.H., 1999: Wissenschaftliche(s) Arbeiten. Eine Einführung für Schule und Studium. Oldenbourg. • Rumsey, D., 2015: Statistik für Dummies. 3. Auflage, Wiley-VCH Verlag GmbH & Co.HGaA • Brandenburg, H., Dorschner S., 2015: Pflegewissenschaft 1: Lehr- und Arbeitsbuch zur Einführung in das wissenschaftliche Denken in der Pflege. Horgrefe, vorm.Verlag Hans Huber, Bern. • Brandenburg, H., Panfil E.M., Mayer H., 2012:

	Pflegewissenschaft 2: Lehr- und Arbeitsbuch zur Einführung in die Pflegeforschung. Horgrefe, vorm.Verlag Hans Huber, Bern. • Thiel, V., Steger, K.-U.; Josten, C., Schemmer, E.,2001: Evidence-based Nursing – missing link zwischen Forschung und Praxis, Fachzeitschrift: Pflege. S. 267-276. • Hundenborn, G., 2007: Fallorientierte Didaktik in der Pflege. 1. Auflage, Urban & Fischer, München, Jena. • Messer, B., 2008:Die Expertenstandards im Pflegealltag, Schlütersche Verlagsgesellschaft mbH & Co. KG, Hannover.

Bezeichnung der Moduleinheit		Anleitungsprozesse planen und gestalten
Codierung		PA M I ME 3
Stunden	16	Credits	1
Verantwortliche Lehrkraft		
Beschreibung der Moduleinheit		In der Moduleinheit werden Voraussetzungen zur Gestaltung erfolgreicher Anleitungsprozesse vermittelt. Bedingung hierfür ist die Kenntnis von Anleitungsmethoden im individuellen Lernprozess.
Fachdidaktische Interpretation		In dieser Moduleinheit finden sowohl der Pflegeprozess, als formales Element der Pflege- und Anleitungssituation, als auch der Pflegeanlass Beachtung. Eine geplante Einschätzung, Planung, Durchführung und Beurteilung liegt jeder Situation zu Grunde. Dabei muss die Individualität jeder Pflege- und Anleitungssituation ebenfalls Berücksichtigung finden.
Handlungskompetenzen		Die Teilnehmer planen und steuern selbstständig und eigenverantwortlich den praktischen Ausbildungsprozess. Dabei werden in die Planung der aktuelle Aus- und Weiterbildungsstand, die theoretischen Kenntnisse und die individuelle Lernsituation der Auszubildenden berücksichtigt. Ausgewählte Pflegesituationen werden unter Berücksichtigung ethischer Überlegungen als Lernsituationen genutzt. Geeignete Instrumente zur Entwicklung, Sicherung und Evaluation der Kompetenzförderung finden Anwendung. Die Teilnehmer reflektieren und dokumentieren den Lehr-, Lernprozess.
Lernergebnisse		**Wissen** Die Teilnehmenden... • beschreiben die Planungsschritte der Anleitung. • skizzieren verschiedene Methoden der Anleitung. **Können** Die Teilnehmenden... • berücksichtigen Aspekte einer positiven Lernatmosphäre für die Anleitungsprozesse. • planen individuell die Anleitungsschritte und wählen Lehrmethoden aus. • begründen die Planungsschritte der Anleitung und führen diese durch. • analysieren die Anleitung und beschreiben diese in allen Teilschritten. • leiten in Pflegesituationen mit ethischen Herausforderungen Handlungsalternativen ab. **Einstellungen** Die Teilnehmenden... • sind sensibilisiert für ethische Herausforderungen in der Pflege, vertreten eigene und würdigen andere Standpunkte. • setzen sich mit ethischen Grundprinzipien ausei-

	nander und integrieren diese in Lernsituationen.
	• setzen sich mit ihrer Verantwortung beim Transfer theoretischer Inhalte in die Praxis auseinander.
Inhalte	• Methodenvielfalt der Anleitung
	• Organisation der Anleitung
	• Prozess der Anleitung
	• Planungsschritte der Anleitung
	• Reflektion und Dokumentation der Anleitung
	• Ethik im Bereich der Pflege
	• Ethische Herausforderungen der Pflegeberufe
	• ICN- Ethikkodex und dessen Bedeutung für das professionell pflegerische Handeln
Literaturempfehlung zur Erstellung der Lehr-/ Lerneinheit	• Denzel, S., Gnamm, E., 2007: Praxisanleitung für Pflegeberufe. 3. überarbeitete Auflage, Thieme, Stuttgart.
	• Denzel, S., Gnamm E., 2007: Praxisanleitung beim Lernen begleiten. 2. unveränderte Auflag Thieme, Stuttgart.
	• Mensdorf, B., 2013: Schüleranleitung in der Pflegepraxis. 5. aktualisierte und erweiterte Auflage, Kohlhammer, Stuttgart.
	• Paschko, F., Schulze-Kruschke, C., Walter, A., 2011: Pflegiothek: Praxisanleitung in der Pflegeausbildung für die Aus-, Fort- und Weiterbildung. Cornelsen, Berlin.
	• Köck, P., 2016: Handbuch des Ethikunterrichts: Fachliche Grundlagen, Didaktik und Methodik. 2 Auflage, Auer Verlag in der AAP Lehrerfachverlage GmbH, Donauwörth.
	• Kratz, T., Kocs, U., Tham R., 2014: Kompetente Pflege: Ethische Grundlagen für pflegerisches Handeln: Schülerband. 1. Auflage, Bildungsverlag EINS, Köln.
	• Internation Council of Nurses ICN, 2010, ICN-Ethikkodex für Pflegende. verfügbar unter: http://www.deutscher-pflege-rat.de/Downloads/DPR%20Dokumente/ICN-Ethik-E04kl-web.pdf
	• Quernheim, G., 2013: Spielend anleiten und beraten. 4. Auflage, Urban & Fischer Verlag/ Elsevier GmbH.München.

156

Bezeichnung der Moduleinheit	Qualitätsmanagement - Arbeitsabläufe in komplexen Situationen gestalten
Codierung	PA M I ME 4

Stunden	16	Credits	1

Verantwortliche Lehrkraft	
Beschreibung der Moduleinheit	In der Moduleinheit werden die Grundlagen, Instrumente und Maßnahmen des internen Qualitätsmanagements vermittelt. Schwerpunkt stellt das prozesshafte Handeln in komplexen pflegerischen Situationen dar sowie der Umgang mit Fehlern und Zwischenfällen.
Fachdidaktische Interpretation	Der fachdidaktische Schwerpunkt liegt in dieser Moduleinheit auf der Institution. Die Auseinandersetzung mit der Umsetzung und Überprüfung von Qualitätssicherung in pflegerischen Situationen und einem daraus resultierenden Fehlermanagement, stehen im Mittelpunkt dieser Moduleinheit.
Handlungskompetenzen	Die Teilnehmenden wenden standardisierte Prozesse des Qualitätsmanagements situationsorientiert an. Sie integrieren Instrumente zur Sicherung von Qualität in ihr Handeln.
Lernergebnisse	**Wissen** Die Teilnehmenden... • benennen die gesetzlichen Grundlagen des Qualitätsmanagements. • skizzieren den Aufbau eines beispielhaft ausgewählten Qualitätsmanagementmodells. • erläutern das Critical Incident Reporting System (CIRS). **Können** Die Teilnehmenden... • stellen die Bedeutung und den Prozess im Umgang mit Risiken und Fehlern differenziert dar. • stellen Bezug zwischen ihren eigenen beruflichen Handeln und rechtlicher Grundlagen wie z.B. dem Qualitätssicherungsgesetz her. • diskutieren die Vor- und Nachteile von Qualitätsmanagement. • identifizieren Risiken und Fehler eines ausgewählten Qualitätsmanagementmodells und tragen zur Verbesserung strategisch bei. **Einstellungen** Die Teilnehmenden... • sind sich ihrem Verantwortungsbereich im Rahmen der optimalen Umsetzung des Qualitätsmanagements bewusst. • stufen Qualitätssicherungsmaßnahmen als Notwendigkeit für professionelles Handeln ein.

Inhalte	• Allgemeine und gesetzliche Grundlagen des Qualitätsmanagements • Qualitätsmanagementmodell (z.B. DIN-ISO, EFQM etc.) • Patientensicherheit • Risk-/Fehlermanagement • Qualität in der Pflege • Critical Incident Reporting System (CIRS)
Literaturempfehlung zur Erstellung der Lehr-/ Lerneinheit	• Bartholomeyczik, S., Halek, M., 2009: Assessmentinstrumente in der Pflege – Möglichkeiten und Grenzen. Schlütersche GmbH & Co. KG Verlag und Druckerei, Hannover. • Becker-Schwarze, K., Hart, D., 2009: Risiken verringern, Sicherheit steigern; Kinderklinik für Patientensicherheit. Deutscher Ärzte-Verlag, Köln. • Brobst, R.A. et al., 2007: Der Pflegeprozess in der Praxis. 2. vollständig überarbeitete und aktualisierte Auflage, Verlag Hans Huber, Bern. • Conzen, C., Freund J., Overlander G., 2016: Pflegemanagement Heute. Urban & Fischer Verlag/ Elsevier GmbH, München. • Rosenthal, T., 2007: Pflegemanagement. Grundlagen und Praxis. Economica in Medhochzwei, Heidelberg. • Weidner, G.E., 2014: Qualitätsmanagement:- Kompaktes Wissen- konkrete Umsetzung- Praktische Arbeitshilfen. Carl Hanser Verlag GmbH & Co.KG, München. • Hensen P., 2016: Qualitätsmanagement im Gesundheitswesen-Grundlagen für Studium und Praxis. Springer Gabler, Wiesbaden. • Paula H., 2007: Patientensicherheit und Risikomanagement. Springer, Heidelberg.

BILDUNGSGANG		Praxisanleitung	
Verpflichtungsgrad	Pflichtmodul eines Schwerpunktes	**Modultyp**	Vertiefungsmodul
Modulbezeichnung PA M II		Im Tätigkeitsfeld der Praxisanleitung professionell handeln	
Stunden	100	**Credits**	5

Modulbeschreibung

Dieses Modul stellt das zweite der beiden Module zur Weiterbildung Praxisanleitung dar. Die folgenden Inhalte sind nicht in den pflegerischen Weiterbildungen nach DKG abgebildet. Das Modul baut auf dem Basiswissen zur Praxisanleitung auf und fördert die Handlungskompetenz, um Lehr- und Lernprozesse in der Praxis zu initiieren und zu steuern. Praktische Anleitung findet berufsgruppenübergreifend in unterschiedlichen Settings statt. Aus diesem Grund sind die Moduleinheiten exemplarisch formuliert. Das Verständnis der eigenen Rolle und die damit verbundenen Herausforderungen sind Grundlage der Funktion des Praxisanleiters. Auf dieser Basis werden die Kompetenzen aus dem ersten Modul zum Anleitungsprozess hinsichtlich wichtiger pädagogischer und didaktischer Aspekte erweitert. Beurteilung und Bewertung des Anzuleitenden bilden den Abschluss des Moduls.

Fachdidaktische Interpretation

Um die Rolle als Praxisanleiter wahrnehmen zu können, ist es erforderlich, dass er ein Verständnis für die damit in Verbindung stehenden Herausforderungen entwickelt, was durch eine Reflexion des eigenen Erlebens und Verarbeitens ermöglicht wird. Ebenso findet in diesem Modul eine Auseinandersetzung mit der Beurteilung und Bewertung der Anzuleitenden statt, sodass sowohl die Interaktion zwischen den Beteiligten, als auch institutionelle Vorgaben durch die Organisation wichtige konstitutive Elemente darstellen.

Moduleinheiten (ME)

ME 1	Die Rolle als Praxisanleiter bewusst wahrnehmen	16 Stunden
ME 2	Anleiten	60 Stunden
ME 3	Beurteilen und bewerten	24 Stunden

Handlungskompetenz	Die Teilnehmenden führen Praxisanleitungen auf Basis der jeweiligen gesetzlichen Grundlagen zielorientiert durch. Sie passen den Lehr-Lernprozess an ein unterschiedliches Setting, unterschiedliche Niveaustufen sowie an die Bedürfnisse der Beteiligten an. Abschließend werten sie die Anleitungssituation aus, beurteilen und bewerten diese und geben individuelle lernförderliche Rückmeldungen.
Modulverantwortliche	

Vorschlag zur Gestaltung der Modulabschlussprüfung

Erstellen einer Facharbeit und deren Präsentation.

Bezeichnung der Moduleinheit	Die Rolle als Praxisanleiter bewusst wahrnehmen	
Codierung	PA M II ME 1	
Stunden	16	Credits	1

Verantwortliche Lehrkraft

Beschreibung der Moduleinheit	Der Praxisanleiter hat im beruflichen Bildungssystem eine Schlüsselfunktion. Neben pädagogischen Aspekten von Anleitung muss der Praxisanleiter sich mit vielfältigen Erwartungen und Forderungen unterschiedlicher Seiten (z.B. Auszubildende, Weiterbildungsteilnehmer, Team, Schule, Arbeitgeber) auseinandersetzen. Im Rahmen der Moduleinheit werden die daraus entstehenden Inter- und Intrarollenkonflikte bearbeitet.
Fachdidaktische Interpretation	Der Rollenkonflikt der Praxisanleiter steht im Mittelpunkt dieser Moduleinheit. Daraus resultierend ist das konstitutive Element des Erlebens und Verarbeitens das leitende Element. Damit erhalten Praxisanleiter die Möglichkeit, ein berufliches Selbstverständnis zu entwickeln.
Handlungskompetenzen	Die Teilnehmenden nehmen ihre Rolle als Praxisanleiter wahr. Sie beobachten, beurteilen und reflektieren ihr eigenes Handeln. Innerhalb der Doppelrolle als Pflegender im Team und als Praxisanleiter im Schulteam vertreten sie ihre eigene Überzeugung selbstbewusst. Sie erkennen den wichtigen Stellenwert im Rahmen der Pflegeausbildung unter Berücksichtigung von Schnittstellen und Verantwortungsbereichen der Ausbildungsorganisation. Praxisanleiter gestalten eine lernförderliche Beziehung im Spannungsfeld zwischen technikintensiven und sozialkommunikativen Situationen mit Patient und Anzuleitenden.
Lernergebnisse	**Wissen** Die Teilnehmenden... • stellen die Wichtigkeit der Beziehungsgestaltung für die Beratung und Anleitung heraus. • definieren die unterschiedlichen Rollen und Perspektiven in der Beziehungsgestaltung. • benennen unterschiedliche Gesprächstechniken. **Können** Die Teilnehmenden... • wenden diese Gesprächstechniken innerhalb von Spannungssituationen an. • entwickeln aus einem Rollenkonflikt Lösungen. **Einstellungen** Die Teilnehmenden... • entwickeln die Bereitschaft, sich aktiv mit ihrer Rolle und den Prozessen der Beziehungsgestaltung auseinanderzusetzen und diese in den be-

	ruflichen Alltag zu integrieren.
	• sind sich der Bedeutung des Beziehungsaspektes im Anleitungsprozess bewusst und gehen respektvoll mit ihrem gegenüber um.
	• nehmen Stellung zu sich in ihrer Doppelrolle als Praxisanleiter und Pflegender im Team.
	• sind sich ihren eigenen wichtigen Stellenwert im Rahmen der Pflegeausbildung bewusst und entwickeln dementsprechend ein Selbstverständnis für die Position und Tätigkeit als Praxisanleiter.
Inhalte	• Menschenbild
	• Rollenverständnis und Aufgaben eines Praxisanleiters
	• Beziehungsgestaltung
	• Gesprächstechniken
	• aus Rollenkonflikten Lösungen entwickeln
Literaturempfehlung zur Erstellung der Lehr-/ Lerneinheit	• Hornung, R., Lächler, J., 2011: Psychologisches und soziologisches Grundwissen für Gesundheits- und Krankenpflegeberufe. Beltz, Weinheim.
	• Mamerow, R., 2015: Praxisanleitung in der Pflege. 5. Auflage, Springer, Heidelberg.
	• Schulz von Thun, F., 2010: Miteinander reden: 1 Störungen und Klärungen: Allgemeine Psychologie der Kommunikation. Rowohlt Taschenbuch Verlag, Berlin.
	• Schulz von Thun, F., 2010: Miteinander reden: 2 Stile, Werte und Persönlichkeitsentwicklung. Rowohlt Taschenbuch Verlag, Berlin.
	• Schulz von Thun, F., 2013: Miteinander reden: 3 Das <<innere Team>> und situationsgerechte Kommunikation. Rowohlt Taschenbuch Verlag, Berlin.
	• Watzlawick, P., Beavin J.H., Jackson D.D., 2016: Menschliche Kommunikation: Formen, Störungen, Paradoxien. Hogrefe, vorm. Verlag Hans Huber, Bern.

Bezeichnung der Moduleinheit	Anleiten	
Codierung	PA M II ME 2	
Stunden	60 Stunden, davon 16 Stunden Hospitation	**Credits** 3

Verantwortliche Lehrkraft	
Beschreibung der Moduleinheit	In dieser Moduleinheit setzen sich die Teilnehmenden mit strukturellen und gesetzlichen Rahmenbedingungen, kommunikativen Aspekten und methodisch-didaktischen Modellen auseinander.
Fachdidaktische Interpretation	Der Anleitungsprozess steht im Mittelpunkt dieser Moduleinheit. Der fachdidaktische Schwerpunkt wird hierbei auf die Interaktion gelegt, die eine gelungene Beziehungsgestaltung ebenso betrachtet, wie Konfliktlösungsstrategien. Institutionelle Rahmenbedingungen, z.B. normative Vorgaben durch den Gesetzgeber, finden in dieser Moduleinheit ebenfalls Beachtung.
Handlungskompetenzen	Die Teilnehmenden planen und gestalten zusammen mit dem Anzuleitenden den Lernprozess in der Praxis, um sie schrittweise an die eigene Wahrnehmung der beruflichen Aufgaben heranzuführen. Sie beurteilen die Lernvoraussetzungen und den Lernbedarf der Anzuleitenden innerhalb der Anleitungs- und Pflegesituation situativ. Praxisanleiter setzen ihre Anleiterrolle angemessen um, indem sie den Auszubildenden gegenüber unterschiedliche Rollen einnehmen (moderierend, anleitend, unterstützend). Sie bewältigen besonders belastende Situationen durch die Anwendung geeigneter Bewältigungsstrategien. Formale Rahmenbedingungen und rechtliche Strukturen unterschiedlicher Pflegeausbildungen sind ihm vertraut.
Lernergebnisse	**Wissen** Die Teilnehmenden... • geben die rechtlichen Vorgaben der unterschiedlichen Pflegeausbildungen einschließlich den dazugehörigen Ausbildungs- und Prüfungsverordnungen wieder. • benennen wesentliche Merkmale didaktischer Modelle und deren Relevanz. **Können** Die Teilnehmenden... • optimieren die Anleitungsprozesse unter Beachtung des Zeitmanagements. • unterscheiden zwischen den Systemen der Eigen- und Fremdreflexion. • erläutern unterschiedliche Methoden der Anleitung und wenden diese im Ausbildungsprozess an.

	• beziehen bei der Anleitung die Bedürfnisse und den Lernbedarf des Anzuleitenden ein. • planen und gestalten den Lernprozess positiv, indem geeignete teilnehmerorientierte didaktische Modelle ausgewählt werden. • analysieren und beurteilen den Anleitungsprozess. • analysieren den individuellen Lernprozess und leiten geeignete Maßnahmen zur Lernförderung ab. • identifizieren Entwicklungsmöglichkeiten des Anzuleitenden. • erkennen Konflikte und lösen diese konstruktiv. • setzen die gesetzlichen Vorgaben um. • berücksichtigen zeitliche und strukturelle Vorgaben und Ressourcen. **Einstellungen** Die Teilnehmenden... • nehmen Lehr-Lernprozesse wahr und bringen sich aktiv ein. • stellen sich in ihrem Kommunikationsverhalten auf ihr Gegenüber ein und passen ihre Sprache entsprechend an. • bewerten Praxisanleitung stets unter dem Aspekt der Patientenorientierung. • setzen sich mit ihrem pädagogischen/methodischen Freiraum auseinander und zeigen Innovationsbereitschaft im Umgang mit Neuentwicklungen im Pflege- und Ausbildungsalltag. • berücksichtigen unterschiedliche Lernbiographien und stellen sich darauf ein. • setzen sich mit beruflichen Belastungssituationen auseinander. • berücksichtigen Bewältigungsstrategien in ihrem Handeln.
Inhalte	• Aufgaben- und Pflichten im Rahmen der Aus- und Weiterbildung • gesetzliche Rahmenbedingungen • Curriculare Konzepte (Lernfeld, Modul) • Grundlagen (pflege-)didaktischer Modelle • Gestaltung von Anleitungssituationen • Methoden der Anleitung • Herausfordernde Anleitungssituationen • Bewältigungsstrategien • Feedbackgespräche • Lernberatung • Lernbiographie

Literaturempfehlung zur Erstellung der Lehr-/ Lerneinheit	• Denzel, S., Gnamm, E., 2007: Praxisanleitung für Pflegeberufe. 3. überarbeitete Auflage, Thieme, Stuttgart. • Hundenborn, G., 2007: Fallorientierte Didaktik in der Pflege. 1. Auflage, Urban & Fischer, München, Jena. • Mamerow, R., 2015: Praxisanleitung in der Pflege. 5. Auflage, Springer, Heidelberg. • Mensdorf, B., 2013: Schüleranleitung in der Pflegepraxis. 5. aktualisierte und erweiterte Auflage, Kohlhammer, Stuttgart. • Nickolaus, R., 2013: Didaktik-Modelle und Konzepte beruflicher Bildung. Schneider Verlag Hohergeren, Baltmannweiler. • Olbrich, C., Darmann-Finck, I., Greb, U., 2009: Modelle der Pflegedidaktik. Urban & Fischer/Elsevier GmbH, München. • Quernheim, G., 2013: Spielend anleiten und beraten. 4. Auflage, Urban & Fischer Verlag/ Elsevier GmbH, München. • Paschko, F., Schulze-Kruschke, C., Walter, A., 2011: Pflegiothek: Praxisanleitung in der Pflegeausbildung für die Aus-, Fort- und Weiterbildung. Cornelsen, Berlin. • Oelke U., Hilbert M., 2013: Didaktik und Methodik für Lehrende in Pflege- und Gesundheitsberufen.Cornelsen Schulverlag GmbH, Berlin. • Ertl-Schmuck, R., Fichtmüller F., 2009: Theorien und Modelle der Pflegedidaktik. Juventa Verlag, Weinheim. • Kühn-Hempe, C., Thiel, V., 2013: Die generalistische Pflegeausbildung in Modulen. Mabuse Verlag, Frankfurt am Main. • Bamberger, G.G., 2015: Lösungsorientierte Beratung: Praxishandbuch. 5. Auflage, Beltz, Weinheim, Basel. • Geißner, U., 2006: Kommunikation verstehen. 1. Auflage, Thieme, Stuttgart. • Bastian, J., Combe, A., Langer, R., 2016: Feedback-Methoden. 4. Auflage, Beltz, Weinheim, Basel. • Hofmann E., Löhle M., 2016: Erfolgreich Lernen. 3. überarbeitete Auflage, Hogrefe Verlag, Bern. • Kiehne, B., 2015: Die Biografie lehrt mit: Eine qualitative Untersuchung zum Zusammenhang von Lernbiografie und Lernüberzeugung bei Nachwuchslehrenden (Internationale Hochschulschriften).1. Auflage, Waxmann, Münster.

Bezeichnung der Moduleinheit		Beurteilen und bewerten	
Codierung		PA M II ME 3	
Stunden	24 Stunden	Credits	1
Verantwortliche Lehrkraft			

Beschreibung der Moduleinheit	Die Inhalte des Moduls sind auf Beurteilungs- und Bewertungsprozesse abgestimmt, denen eine besondere Bedeutung im Rahmen der Tätigkeit als Praxisanleiter zukommt. Im Rahmen der Notenvergabe sind gesetzliche Rahmenbedingungen zu berücksichtigen.
Fachdidaktische Interpretation	In dieser Moduleinheit steht das konstitutive Element der Institution im Mittelpunkt. Normative Vorgaben und Kriterien der Leistungsbeurteilung sind leitende Gedanken. Das konstitutive Element der Interaktion findet im Rahmen von Beurteilungs- und Bewertungsprozessen ebenfalls Beachtung.
Handlungskompetenzen	Die Teilnehmer beurteilen und bewerten professionell und sind sich der Verantwortung und über die Konsequenzen einer Beurteilung bewusst. Sie wenden Methoden der Reflexion und Gesprächsführung an, um bekannte Notensysteme zur Objektivierung von Stärken und Schwächen der Auszubildenden anzuwenden. Verschiedene Methoden der Prüfungsorganisation und Beurteilungsverfahren werden angewandt und transparent gemacht.
Lernergebnisse	**Wissen** Die Teilnehmenden... • erläutern gesetzliche Grundlagen, die für die Prüfung und Beurteilung relevant sind. • definieren die unterschiedlichen Formen von Leistungskontrollen. • benennen die Vorgehensweise im Rahmen praktischer Prüfungen. • erläutern Kriterien zur Leistungsbeurteilung und -bewertung. • begründen die Problematik der Objektivität im Zusammenhang mit Beurteilung und Bewertung und stellen Beobachtungsfehler dar. **Können** Die Teilnehmenden... • führen Leistungsbeurteilungen, -bewertungen unter Beachtung vorgegebener Kriterien durch. • berücksichtigen bei der Beurteilung und Bewertung den jeweiligen Aus- und Weiterbildungsstand. • reflektieren, dokumentieren und evaluieren Prüfungssituationen. • formulieren und begründen ihre Bewertung/Beurteilung lernförderlich.

	• berücksichtigen kommunikative Settings zum Führen von Vor-, Zwischen- und Abschlussgesprächen. • schätzen Fragestellungen im Zusammenhang mit Vergleichbarkeit und Objektivität richtig ein. **Einstellungen** Die Teilnehmenden... • setzen sich mit dem Einfluss der eigenen Person auf die Anleitungs-Prüfungssituation auseinander und handeln stets professionell.
Inhalte	• Gesetzliche Grundlagen und Richtlinien zur beruflichen Aus- und Weiterbildung (hier auf Prüfung bezogen) • Grundlagen der Beurteilung • Bewertungskriterien • Bedeutung und Beobachtung • Beobachtungsfehler • Dokumentation von Anleitungsprozessen und Prüfungen • Organisation und Durchführung von Leistungskontrollen und praktischen Abschlussprüfungen • Gespräche führen: Vor-, Zwischen- und Abschlussgespräche
Literaturempfehlung zur Erstellung der Lehr-/ Lerneinheit	• Denzel, S., Gnamm, E., 2007: Praxisanleitung für Pflegeberufe. 3. überarbeitete Auflage, Thieme, Stuttgart. • Mamerow, R., 2015: Praxisanleitung in der Pflege. 5. Auflage, Springer, Heidelberg. • Mensdorf, B., 2013: Schüleranleitung in der Pflegepraxis. 5. aktualisierte und erweiterte Auflage, Kohlhammer, Stuttgart. • Weidlich, U., 2010: Mitarbeiterbeurteilung in der Pflege. 3. Auflage., Elsevier, München. • Bundesgesetzblatt Jahrgang 2002 Teil I Nr. 81, ausgegeben zu Bonn am 29.11.2002. Ausbildungs- und Prüfungsverordnung für den Beruf der Altenpflegerin und des Altenpflegers (Altenpflege-Ausbildungs- und Prüfungsverordnung – AltPflAPrV). • Bundesgesetzblatt Jahrgang 2003 Teil I Nr.55, ausgegeben zu Bonn am 19.11.2003. Ausbildungs- und Prüfungsverordnung für die Berufe der Krankenpflege (KrPflAPrV). • Bundesgesetzblatt Jahrgang 2003 Teil I Nr. 44, ausgegeben zu Bonn am 4.September 2003. Gesetz über die Berufe in der Altenpflege (Altenpflegegesetz – AltPflG). • Bundesgesetzblatt Jahrgang 2003 Teil I Nr.36, ausgegeben zu Bonn am 21.Juli 2003. Gesetz über die Berufe in der Krankenpflege (Krankenpflegegesetz – KrPflG). • Schambortski, H., 2006: Mitarbeitergespräche in der Pflege. Nachdruck der 1. Auflage, Urban &

	Fischer Verlag/ Elsevier GmbH, München • Müller J., 2012: Personalbeurteilung: Kriterien, Bewertungsfehler, Optimierung. AV Akademiker-verlag, Saarbrücken. • Quernheim, G., 2013: Spielend anleiten und be-raten. 4. Auflage, Urban & Fischer Verlag/ Else-vier GmbH, München.

10.5 Die vierte Konstruktionsphase

Die vierte und letzte Phase des Konstruktionsprozesses stellt die Implementierung, die Evaluation und die Revision des Curriculums dar.

Die Implementierung, also die Einführung des Curriculums in die schulinternen Abläufe bildet den Beginn des Prozesses. Nach seiner Einführung ist die Mitarbeit von allen pädagogischen Mitarbeitern gefordert, die sich fortlaufend an der Evaluation und Revision des Curriculums beteiligen. Der Einbezug der pädagogischen Mitarbeiter in diesen Prozess, dient nicht nur einer qualitativen Weiterentwicklung des Curriculums, sondern fördert die Personalentwicklung jeder Lehrkraft und des Lehrerkollegiums insgesamt. Im Rahmen eines konstruktiven Austausches zwischen der modulverantwortlichen Lehrkraft und den Lehrkräften, die in der Moduleinheit unterrichten, ist ebenso unumgänglich, wie die Kommunikation zu den Modulverantwortlichen. Gemeinsam kann auf diese Weise überprüft werden, ob die gewünschten Handlungskompetenzen und die geforderten Lernergebnisse erreicht werden. Sind die ausgewiesenen Lernergebnisse ausreichend, damit Praxisanleiter die zukünftigen beruflichen Anforderungen bewältigen können? Diese oder ähnliche Fragen können leitend sein bei der Evaluation von Curricula. Die formative Evaluation findet im laufenden Prozess statt. Die daraus resultierenden Ergebnisse können direkt in den Implementierungsprozess eingefügt werden. Die summative Evaluation findet nach Ablauf einer fest definierten Frist (z.B. nach 2 Jahren) statt, um den gesamten Prozess reflexiv zu beurteilen.[278] Die Evaluation und die daraus resultierende Revision stellen einen fortlaufenden Prozess dar.

Eine Implementierung des erarbeiteten Curriculums in die Bildungseinrichtungen der Autorinnen, sowie dessen Evaluation und Revision, kann im Rahmen dieses Buches aus Zeitgründen nicht stattfinden.

---

[278] vgl. Hoge, E., Kaiser, S., Reisse, W. (1978), S. 39f.

Teil C

Im diesem ausleitenden Teil der Arbeit erfolgen der Ausblick auf die zukünftige Verwendung des Curriculums sowie der Rückblick auf den Arbeitsprozess der Autoren.

11 Fazit

Seit nunmehr über zehn Jahren fordert der Gesetzgeber sowohl im Gesundheits- und Kranken/ Kinderkrankenpflege-, als auch im Altenpflegebereich eine berufspädagogische Zusatzqualifikation für Praxisanleiter. Sie übernehmen im Ausbildungsprozess eine exponierte Rolle als Verbindungsstelle zwischen theoretischer und praktischer Ausbildung, indem sie die Lernenden schrittweise an die Bewältigung ihrer beruflichen Aufgaben heranführen und zu deren Persönlichkeitsentwicklung beitragen. Zurzeit arbeiten Praxisanleiter im pflegerischen Alltag dabei weiterhin als feste Mitglieder im Team. Sie befinden sich somit in einer Doppelrolle, die besondere Handlungskompetenzen erfordert. Durch eine qualitätsorientierte, berufspädagogische Zusatzausbildung werden sie durch begründete Konzepte in die Lage versetzt, sich den beruflichen Herausforderungen zu stellen und die zusätzlichen Aufgaben als Mitverantwortliche bei der Ausbildungsgestaltung zu übernehmen.

Die Ausgestaltung der gesetzlichen Forderung nach einer 200- stündigen Zusatzqualifikation für Praxisanleiter liegt in der Hoheit der Länder und zeigt sich in der Bundesrepublik Deutschland als sehr heterogen. Die DKG veröffentlichte im September 2015 eine Empfehlung für die Weiterbildung zur Praxisanleitung, die in dieser wissenschaftlichen Arbeit analysiert wurde. Normative Vorgaben wurden überprüft und bedeutsame bildungspolitische sowie berufspädagogische Entwicklungen fanden Beachtung, um die bestehende Empfehlung an diversen Stellen zu konkretisieren und zu ergänzen.

Das Ergebnis ist ein Curriculum, welches als einheitliche Vorlage für die Weiterbildung zur Praxisanleitung in den Bereichen der Gesundheits- und Kranken-/ Kinderkrankenpflege und in der Altenpflege in sämtlichen Bundesländern dienen kann.

Der Prozess der Konkretisierung erfolgte theoriegeleitet anhand der Konstruktionsschritte zur Entwicklung eines Curriculums, wie Siebert sie vorschlägt. Durch die Auseinandersetzung mit den einzelnen Konstruktionsphasen wird das Vorgehen deutlich und gut nachvollziehbar. Das Ergebnis dieses Prozesses wird anhand der vollständig ausformulierten Module und Moduleinheiten dargestellt. In dieser Arbeit sollte im Besonderen die notwendige Persönlichkeitsentwicklung der Praxisanleiter berücksichtigt werden. An dieser Stelle wurde bei der Formulierung der Lernergebnisse darauf geachtet, dass im kognitiven Bereich höhere Niveaustufen erreicht werden und dass vermehrt Lernergebnisse aus dem affektiven Bereich Berücksichtigung fanden. Die abgebildeten Moduleinheiten können somit auf der mikrodidaktischen Ebene zur konkreten Planung von Lehr-Lerneinheiten dienen.

Hierzu wird es im nächsten Schritt erforderlich sein, einen Begründungsrahmen zu formulieren, der für die Implementierung des Curriculums in die Bildungseinrichtungen, eine adressatenorientierte Sprache erhält. Der gesamte Prozess der curricularen Entwicklung, der in der vorliegenden Arbeit zur besseren Transparenz notwendig war, wird auf das für den zukünftigen Nutzer notwendige Maß reduziert. Die dargestellten Module und konkretisierten Moduleinheiten erhalten darin Hinweise zur Nutzung, sodass Spielräume und Festlegungen zur Unterrichtsgestaltung verdeutlicht werden. Die Erarbeitung dieses leserfreundlichen, benutzerorientierten Begründungsrahmens war im Rahmen dieser Untersuchung nicht zu leisten, ist jedoch ein Projekt, das die Autorinnen im Anschluss an diese Arbeit beginnen werden.

Die Implementierung des Curriculums in den Bildungseinrichtungen der beiden Autorinnen erfolgt nach Beendigung des Studienganges. Die notwendige Evaluation stellt, nach der Einführung, einen fortlaufenden Prozess dar. Die formative Evaluation wird im Anschluss an jede Moduleinheit erfolgen, um notwendige Anpassungen durchzuführen und wird an eine enge Zusammenarbeit der Modulverantwortlichen und der Dozenten gebunden sein. Nach einer fest definierten Zeit, beispielsweise Ende 2018 für das vorliegende Curriculum, wird eine summative Evaluation möglich sein, die den gesamten Weiterbildungsverlauf betrachtet. Auf diese Weise können notwendige Anpassungen erfolgen, Inhalte und Literaturangaben auf Aktualität überprüft oder erforderliche Erneuerungen in die Maßnahme aufgenommen werden. Eine hohe Qualität der Weiterbildungsmaßnahme wird damit ebenso erreicht, wie eine notwendige Aktualität.

Zum Zeitpunkt der Veröffentlichung dieses Buches lassen die aktuellen berufspolitischen Entwicklungen noch keine Entscheidung der Gesetzgeber in Bezug auf das Pflegeberufereformgesetz absehen. Die Bund- Länder- Arbeitsgruppe veröffentlichte im März 2013 ein Eckpunktepapier zur Vorbereitung des Entwurfs eines neuen Pflegeberufegesetzes und schlägt darin eine Aufwertung der Praxisanleiter vor.[279] Was genau damit gemeint ist, bleibt in diesem Papier offen und sollte sorgfältig beobachtet werden.

Das vorliegende Curriculum ist für die Weiterbildung zur Praxisanleitung in den klassischen Pflegeberufen (Gesundheits- und Kranken/ Kinderkrankenpflege und Altenpflege) konzipiert, sodass es, nach gründlicher Überprüfung der normativen Vorgaben, auch nach einer Umsetzung des geplanten Pflegeberufereformgesetzes, als landeseinheitliche Vorlage dienen kann.

Weitere Berufe (Operationstechnische Assistenten, Anästhesietechnische Assistenten, Notfallsanitäter und Hebammen), die durch die DKG ebenfalls in den Geltungsbereich aufgenommen wurden, fanden in dem vorliegenden Curriculum keine Beachtung. Die Anforderungen an die Handlungsfelder der einzelnen Berufsgruppen erschienen den Autorinnen so different, dass eine Beschränkung auf die Betrachtung der klassischen

---

[279] vgl. Bund-Länder-Arbeitsgruppe (2012).

Pflegeberufe erfolgte. Die oben genannten Berufsgruppen benötigen eine separate Handlungsfeldanalyse, sodass nach erfolgter Betrachtung ebenfalls eine Konkretisierung der entsprechenden Curricula erfolgen kann.

Inwieweit weitere berufspolitische Entwicklungen im Handlungsfeld der Pflege auf die Gestaltung von Aus-, Fort- und Weiterbildung Einfluss nehmen, wird weiterhin aufmerksam beobachtet werden müssen. So schlägt der Deutsche Bildungsrat für Pflegeberufe in einem Positionspapier von März 2017 vor, die berufspädagogische Weiterqualifizierung zum Praxisanleiter auf ein akademisches Niveau anzusiedeln. Sie sollte auf der ersten Stufe (Bachelor) eines konsekutiv ausgerichteten Studiengangs erfolgen und auf die professionelle Gestaltung von Aufgaben im Bereich der Anleitung und des Mentoring für pflegerische Berufe ausgerichtet sein.[280] Ebenso bedeutsam könnte die Entwicklung einer beruflichen Selbstverwaltung in Form der Pflegekammern für die Planung von Weiterbildungsmaßnahmen sein. Diese aktuellen Entwicklungen könnten dazu führen, das eine erneute Überprüfung des vorliegenden Curriculums und ggf. eine Revision oder gar eine Neukonstruktion erforderlich werden.

Die Erarbeitung des vorliegenden Curriculums soll nun sämtlichen Aus-, Fort- und Weiterbildungseinrichtungen, die Praxisanleiter qualifizieren, als Arbeitsgrundlage dienen. Nach der Implementierung wird das Curriculum zukünftig, wenn es einer regelmäßigen Evaluation und Revision unterzogen wird, als aktuelles Hilfsmittel zur Planung von Lehr-, Lerneinheiten dienen.

---

[280] vgl. Deutscher Bildungsrat für Pflegeberufe (2017), S.14.

12 Kritische Reflexion

An dieser Stelle erfolgt ein kritischer Rückblick auf den Prozess der Arbeit durch die Autoren, der den Abschluss dieses Buches bildet.

Da beide Autorinnen aus verschiedenen Fachbereichen kommen und zudem über unterschiedliche Berufserfahrung verfügen, war ein intensiver Austausch während des gesamten Arbeitsprozesses erforderlich. Es zeigte sich deutlich, dass sich die Stärken und Schwächen der einzelnen Persönlichkeiten sehr gut ergänzten.

Sehr früh im Verlauf dieser Arbeit stellte sich heraus, dass beide mit einer genauen Vorstellung von dem Ergebnis der Thesis in den Prozess gestartet sind. Dies blockierte anfangs eine Öffnung für weitere Gedanken, welche zur Erarbeitung des Curriculums dringend erforderlich waren. Durch den Austausch mit Kommilitonen während der regelmäßigen Kolloquien, die die Arbeit völlig neutral betrachteten, rückte die Thesis jedes Mal in eine andere Perspektive. Nachdem die vorgefertigten Ideen verlassen wurden, eröffneten sich völlig neue Blickwinkel der Herangehensweisen. Die sehr intensive Betreuung der Arbeit durch Frau Prof. Hundenborn, hat an zentralen Punkten während des Arbeitsprozesses dazu geführt, dass das vorliegende Ergebnis entstehen konnte.

So geriet der Verlauf der Arbeit etwa Mitte April ins Stocken. Durch einen deutlichen Hinweis der Professorin, uns auf Wesentliches zu konzentrieren und in einen Prozess der hermeneutischen Konsenzfindung zu treten, entstand ein neuer Workflow. Dieses Kolloquium stellte sich im Nachhinein als eine wesentliche Weichenstellung für den gesamten Konstruktionsprozess des Teils B dar und war notwendig, um bedeutsame Entscheidungen treffen zu können.

Durch die regelmäßigen Zusammenkünfte zu den Kolloquien erhielt die Arbeit eine klare Strukturierung und ein notwendiges Zeitmanagement. Die Einhaltung des zeitlichen Ablaufplans stellte für beide Autorinnen die größte Schwierigkeit dar. In der ersten Hälfte der Bearbeitungszeit wurden so viele persönliche Ressourcen in die Arbeit gesteckt, die besser über den gesamten Prozess verteilt gewesen wären. Zur Erstellung einer zukünftigen wissenschaftlichen oder sonstigen größer angelegten Arbeit wird dementsprechend, die zeitliche Erstellung und Beachtung eines Projektplans einen zentralen Schwerpunkt bilden.

Als sehr hilfreich erwiesen sich für die Erarbeitung des Curriculums die Vorlesungsunterlagen aus dem Masterstudiengang Lehrer/innen Pflege und Gesundheit an der Katholischen Hochschule Köln, insbesondere aus den ersten beiden Semestern. Neben den Vorlesungsunterlagen konnten ebenfalls wichtige Literaturempfehlungen der Professoren genutzt werden.

Insgesamt war die Erarbeitung dieses Buches eine sehr einschneidende Zeit, die anstrengend, aber auch sehr lehrreich war. Beide Autorinnen haben die Gelegenheit, das erstellte Curriculum in ihren Einrichtungen zu implementieren und verantwortlich zu organisieren, wofür wir den Arbeitgebern danken.

Ein ganz besonderer Dank gilt an dieser Stelle Frau Prof. G. Hundenborn, die uns jederzeit mit ihrer fachlichen Expertise zur Verfügung stand. Ihre intensive Betreuung während der Kolloquien machte es möglich, die Erarbeitung des Curriculums so professionell durchzuführen.

Ebenso möchten wir uns bei unseren Familien und Freunden bedanken, die uns in den vergangenen Wochen und Monaten wenig gesehen haben und doch jederzeit für uns da waren.

Insbesondere Kadija und Werner

13 Literaturverzeichnis

Amtsblatt des Saarlandes (2005), Nr.42. Verordnung zur Durchführung der Weiterbildung-Praxisanleiterin oder Praxisanleiter für Gesundheitsfachberufe-und zur Änderung der Weiterbildungsverordnung-Lehrkraft für Gesundheitsfachberufe-sowie der Fachweiterbildungsverordnung für Pflegeberufe.

Arbeitskreis Deutscher Qualifikationsrahmen (AK DQR) (2011), Deutscher Qualifikationsrahmen für lebenslanges Lernen. Zugriff am: 02.03.2017. Verfügbar unter:
https://www.dqr.de/media/content/Der_Deutsche_Qualifikationsrahmen_fue_lebenslanges_Lernen.pdf

Bayerische Staatsregierung (2011), Verordnung zur Ausführung des Pflege- und Wohnqualitätsgesetzes (AVPfleWoqG). Zugriff am 14.04.2017. Verfügbar unter: https://www.weiterbildung-altenpflege.bayern.de/Dokumente/avpflewoqg.pdf.

Bloom, B. S. (1972), Taxonomie von Lernzielen im kognitiven Bereich. Beltz Verlag, Weinheim und Basel.

Brüggemann, M. (2009), Anästhesietechnische Assistenten: Kommen nach den OTA nun die ATA?. Die Schwester Der Pfleger, 06/2009.

Brühe, R. (2016), Aufgabenkultur. Lehren und Lernen durch Aufgaben. Unveröffentlichte Vorlesungsunterlagen im Modul „Unterrichten", Master Lehrer/in Pflege und Gesundheit, Katholische Hochschule NRW.Köln.

Bundesgesetzblatt Jahrgang (2002), Teil I Nr. 81, ausgegeben zu Bonn am 29.11.2002. Ausbildungs- und Prüfungsverordnung für den Beruf der Altenpflegerin und des Altenpflegers (Altenpflege-Ausbildungs- und Prüfungsverordnung- AltPflAPrV).

Bundesgesetzblatt Jahrgang (2003), Teil I Nr.36, ausgegeben zu Bonn am 21.Juli 2003. Gesetz über die Berufe in der Krankenpflege (Krankenpflegegesetz - KrPflG).

Bundesgesetzblatt Jahrgang (2003), Teil I Nr. 44, ausgegeben zu Bonn am 4.September 2003. Gesetz über die Berufe in der Altenpflege (Altenpflegegesetz - AltPflG).

Bundesgesetzblatt Jahrgang (2003), Teil I Nr.55, ausgegeben zu Bonn am 19.11.2003. Ausbildungs- und Prüfungsverordnung für die Berufe der Krankenpflege (KrPflAPrV).

Bundesministerium für Justiz und für Verbraucherschutz, Berufsbildungsgesetz (BBiG) (2005), Zugriff am 30.03.2017. Verfügbar unter: https://www.gesetze-im-internet.de/bundesrecht/bbig_2005/gesamt.pdf.

Bundesministerium für Bildung und Forschung (BMBF) (2008), Entwicklung eines Leistungspunktesystems in der beruflichen Bildung. Zugriff am: 20.03.2017. Verfügbar unter: https://www.bmbf.de/pub/Decvet_Dokumentation.pdf

Bundesministerium für Bildung und Forschung (BMBF) (Hrsg.) (2013), Handreichung Lernergebnisse. Theorie und Praxis einer outcomeorientierten Programmentwicklung. Zugriff am: 09.04.2017. Verfügbar unter: http://www.offene-hochschulen.uni-oldenburg.de/ download/Handreichung_Lernergebnisse_final_Feb2013_V2_extern.pdf

Bundeszentrale für politische Bildung (bpb) (2014), Der Europäische Hochschulraum – Die gemeinsame Erklärung der Europäischen Bildungsminister, Bologna 1999. Zugriff am: 01.03.2017. Verfügbar unter: http://www.bpb.de/gesellschaft/kultur/zukunft-bildung/186096/bologna-erklaerung?p=all

Bund-Länder-Arbeitsgruppe. Weiterentwicklung der Pflegeberufe (2012), Eckpunkte zur Vorbereitung des Entwurfs eines neuen Pflegeberufegesetzes. Zugriff am 26.05.2017. Verfügbar unter: https://www.bmfsfj.de/blob/77280/4dfe6afe4f76e0f29465b62548531fe8/eckpunkte-pflegeberufegesetz-data.pdf

Bund-Länder-Kommission für Bildungsplanung und Forschungsförderung (2002), Handreichung zur Modularisierung und Einführung von Bachelor- und Master-Studiengängen Erste Erfahrungen und Empfehlungen aus dem BLK- Modellversuchsprogramm „Modularisierung". Zugriff am 13.03.2017. Verfügbar unter: http://www.blk-bonn.de/papers/heft101.pdf

Bund-Länder-Koordinierungsstelle für den Deutschen Qualifikationsrahmen für lebenslanges Lernen (2013), Handbuch zum Deutschen Qualifikationsrahmen – Struktur-Zuordnung-Verfahren-Zuständigkeiten. Zugriff am: 18.03.2017. Verfügbar unter: http://www.kmk.org/fileadmin/Dateien/pdf/PresseUndAktuelles/2013/131202_DQR-Handbuch__M3_.pdf

Das Europäische Parlament, Der Rat (2009), Empfehlung des Europäischen Parlaments und des Rates zur Einrichtung eines europäischen Leistungspunktesystems für die Berufsbildung (ECVET). Zugriff am 20.04.2017. Verfügbar unter: https://www.bmb.gv.at/schulen/euint/eubildung_eudossiers/eu_ecvet_18179.pdf?5te6s4.

Deutscher Bildungsrat (1972), Strukturplan für das Bildungswesen: Empfehlungen der Bildungskommission. Ernst Klett Verlag, Stuttgart. 4. Auflage.

Deutscher Bildungsrat für Pflegeberufe (DBR) (2004), Vernetzung von theoretischer und praktischer Pflegeausbildung. Positionspapier.

Deutscher Bildungsrat für Pflegeberufe (DBR) (2007), Pflegebildung offensiv. Elsevier GmbH, München, 1. Auflage.

Deutscher Bildungsrat für Pflegeberufe (DBR) (2017), Pflegeausbildung vernetzend gestalten- ein Garant für Versorgungsqualität.

Deutsche Krankenhausgesellschaft-Vorstandsbeschluß (1992), DKG-Positionspapier zu Einsatz, Qualifikation und Personalbedarfsermittlung von Mentoren für die Ausbildung in Krankenpflegeberufen. das Krankenhaus, 12, S.590-591.

Deutsche Krankenhausgesellschaft e.V. (DKG) (2006), DKG-Positionspapier zur Praxisanleitung und Praxisbegleitung auf der Grundlage des Krankenpflegegesetzes vom 16.Juli 2003. Zugriff am: 01.03.2017. Verfügbar unter: http://www.dkgev.de/pdf/1137.pdf

Deutsche Krankenhausgesellschaft e.V. (DKG) (2006), DKG-Empfehlung zur Weiterbildung von Krankenpflegepersonen für die pflegerische Leitung eines Bereiches im Krankenhaus und anderen pflegerischen Versorgungsbereichen. Zugriff am: 18.03.2017. Verfügbar unter: http://www.dkgev.de/pdf/1253.pdf

Deutsche Krankenhausgesellschaft e.V. (DKG) (2014), Positionen der Deutschen Krankenhausgesellschaft zur Weiterentwicklung der Qualitätssicherung und der Patientensicherheit. Berlin. Zugriff am: 18.03.2017. Verfügbar unter: http://www.dkgev.de/media/file/16574.8_dkg_Qualitaetssicherung_250414_final.pdf

Deutsche Krankenhausgesellschaft e.V. (DKG) (2015), DKG-Empfehlung für die Weiterbildung zur Praxisanleitung. Zugriff am: 18.03.2017. Verfügbar unter: http://www.dkgev.de/media/file/23631.DKG-Empfehlung_Praxisanleitung.pdf

Deutsche Krankenhausgesellschaft e.V. DKG) (2015), DKG-AG Weiterbildung zur Praxisanleitung, Anlage I: Modulübersicht/Module I und II, Notenschlüssel. Zugriff am. 18.3.2017. Verfügbar unter: http://www.dkgev.de/media/file/35101.01_PA_Anlage_I_Moduluebersicht_ Module_ME.pdf

Deutsche Krankenhausgesellschaft e.V. (DKG) (2015), Erläuterungen zur modularen DKG-Empfehlung vom 29.09.2015 für die Weiterbildung in den pflegerischen Fachgebieten. Zugriff am: 18.03.2017. Verfügbar unter: http://www.dkgev.de/media/file/22127.Anlage_I_Erlaeuterungen_Matrialie n.pdf

Deutsche Krankenhausgesellschaft e.V. (DKG) (2016), DKG-Empfehlung für die Weiterbildung Notfallpflege. Zugriff am: 18.03.2017. Verfügbar unter: http://www.dkgev.de/media/file/35511.DKG-Empfehlung_ Weiterbildung_Notfallpflege.pdf

Deutsche Krankenhausgesellschaft e.V. (DKG) (2016), DKG-Empfehlung für die Weiterbildung Intermediate Care Pflege. Zugriff am: 18.03.2017. Verfügbar unter: http://www.dkgev.de/media/file/34831.Anlage_I_Erlaeuterungen_IMC.pdf

Die Senatorin für Soziales, Kinder, Jugend und Frauen (2015), Bremen. Gemeinsamer Erlass der Senatorin für Soziales, Kinder, Jugend und Frauen und des Senators für Gesundheit zur Durchführung der Praxisanleitung in den Berufen der Gesundheits- und Krankenpflege, der Gesundheits- und Kinderkrankenpflege und der Altenpflege im Land Bremen.

Duden Online (2017), Zugriff am: 26.05.2017. Verfügbar unter: http://www.duden.de/rechtschreibung/Modul_Element_Lehreinheit

Eckardt, P. (2005), Der Bologna-Prozess, Entstehung, Strukturen und Ziele der europäischen Hochschulreformpolitik. Norderstedt: Books on Demand GmbH.

Europäische Gemeinschaften (2008), Der europäische Qualifikationsrahmen für lebenslanges Lernen. Zugriff am: 03.03.2017. Verfügbar unter: https://ec.europa.eu/ploteus/sites/eac-eqf/files/brochexp_de.pdf

Europäisches Parlament (2012), Zugriff am: 03.03.2017. Verfügbar unter:http://www.europarl.europa.eu/brussels/website/media/Lexikon/Pdf/Ko penhagen_Prozess.pdf

Europäischer Qualifikationsrahmen (2017), DER EUROPÄISCHE QUALIFIKATIONSRAHMEN FÜR LEBENSLANGES LERNEN. Zugriff am: 26.05.2017. Verfügbar unter: https://ec.europa.eu/ploteus/sites/eac-eqf/files/leaflet_de.pdf

Fahle K., Thiele P. (2003), Der Brügge-Kopenhagen-Prozess – Beginn der Umsetzung der Ziele von Lissabon in der beruflichen Bildung. Zugriff am: 01.03.2017. Verfügbar unter: https://www.bibb.de/veroeffentlichungen/de/publication/download/803

Falk, J. (2010), Methoden selbst gesteuerten Lernens für Gesundheits- und Pflegeberufe: Lern- und Arbeitsbuch zur Methodenkompetenz. Juventa Verlag, Weinheim.

Frank I., Euler D. (2015), Reform der beruflichen Bildung im Großherzogtum Luxemburg. Bundesinstitut für Berufsbildung. Zugriff am: 12.04.2017. Verfügbar unter: https://www2.bibb.de/bibbtools/tools/dapro/data/documents/pdf/eb_40907. pdf

Frank I. (2014), Umsetzung des Deutschen Qualifikationsrahmen (DQR)- Konsequenzen für die Gestaltung von Aus- und Weiterbildungsberufen und das Prüfungswesen. Zugriff am: 12.04.2017. Verfügbar unter: https://www.agbfn.de/dokumente/pdf/agbfn_14_frank.pdf

Frey, K. (1972), Theorien des Curriculums. Belz Verlag, Weinheim, 2. Auflage.

Gesetz- und Verordnungsblatt für das Land Hessen (2010), Hessische Weiterbildungs- und Prüfungsordnung für die Pflege und Entbindungspflege Teil I, Nr. 24

Geuting, M. (2004), Zur handlungstheoretischen Didaktik. Ein bedeutendes Curriculum-Programm. Aachen. Zugriff am 28.03.2017. Verfügbar unter:

http://www.bildungsstudio.de/geuting/bildungsstudio/inhalt/2.%20wissensv ermittlung/2.10%20lehrplantheorie_curriculumtheorie/Curriculum-Programm.pdf

Grotlüschen, A. (2010), Rechtliche Grundlagen der Weiterbildung. Tippelt, R., Hippel von, A., In Handbuch Erwachsenbildung/Weiterbildung (S.347 ff).Wiesbaden: VS Verlag für Sozialwissenschaften.

Grunow, S., Jochem, J., Schäfer, I. (2000), OTA – ein neues Berufsfeld etabliert sich im Gesundheitswesen. BWP, S. 23-24.

Hatziliadis, M. (2016), Grundlagen der Curriculumentwicklung. Unterricht Pflege 3/2016, S. 28-31.

Hoge, E., Kaiser, S., Reisse, W. (1978), Curriculumanalyse,-bewertung und -dokumentation. Bundesinstitut für Berufsbildung (bibb). Herrmann Schroedel Verlag KG, Hannover.

Hundenborn, G., Kühn- Hempe, C. (2011), Modulhandbuch für die dreijährige Altenpflegeausbildung in Nordrhein- Westfalen. Fachhochschule Bielefeld, Deutsches Institut für angewandte Pflegeforschung (dip) e.V., Köln.

Hundenborn, G., Knigge-Demal, B. (1996), Teil 5 des Zwischenberichts der Landeskommission zur Erstellung eines landeseinheitlichen Curriculums als empfehlende Ausbildungsrichtlinie für die Kranken- und Kinderkrankenpflege. Ministerium für Arbeit, Gesundheit und Soziales. Düsseldorf 1996.

Hundenborn, G. (2007), Fallorientierte Didaktik in der Pflege: Grundlagen und Beispiele für Ausbildung und Prüfung. Elsevier Urban & Fischer, München, 1. Auflage.

Hundenborn G., Knigge-Demal B. (2011), Leitfaden zur Entwicklung und Einführung modularisierter Curricula in beruflichen Bildungsgängen der Altenpflege. Zugriff am 14.03.2017. Verfügbar unter: http://www.dip.de/fileadmin/data/pdf/material/Mod_05_Handlungsleitfaden-Modularisierung.pdf

Hundenborn, G. (2015), Unveröffentlichte Vorlesungsunterlagen aus dem Modul F1M4, Wintersemester 2015/ 2016 an der Kath. Hochschule NRW in Köln.

Ingwersen, R. (2009), Pflegebildung in Deutschland und die Verzahnung der Aus-, Fort- und Weiterbildung mit dem tertiären Bereich. BOD- Verlag, Norderstedt.

Justizbehörde der Freien und Hansestadt Hamburg (2005), Amtlicher Anzeiger Nr. 81.

Kaiser, H., Hundenborn, G., Brühe, R. (2005), Wirksame Ausbildungen entwerfen: Das Modell der konkreten Kompetenzen. h.e.p.Verlag, Bern, 1. Auflage.

Kloas P-W. (1998), Modularisierung in der Weiterbildung. Zugriff am: 20.03.2017. Verfügbar unter: http://www.diezeitschrift.de/498/kloas98_01.htm

Kohlhammer Verlag (2017), Berlin. Herausgeber Deutsche Krankenhausgesellschaft. Zugriff am: 26.05.2017. Verfügbar unter: http://www.daskrankenhaus.de/de

Krathwohl, D. R., Bloom, B. S., Masia, B. B. (1975), Taxonomie von Lernzielen im affektiven Bereich. Beltz Verlag, Weinheim und Basel.

Kühn-Hempe, C., Thiel, V. (2013), Die generalistische Pflegeausbildung in Modulen. Mabuse-Verlag, Frankfurt am Main.

Kultusminister Konferenz (KMK) (2000), Rahmenvorgaben für die Einführung von Leistungspunktsystemen und die Modularisierung von Studiengängen. Zugriff am: 13.03.2017. Verfügbar unter: http://www.kmk.org/fileadmin/Dateien/pdf/PresseUndAktuelles/2000/module.pdf

Kultusminister Konferenz (KMK) (2000), Selbstgesteuertes Lernen in der Weiterbildung. Zugriff am 14.04.2017. Verfügbar unter: http://www.kmk.org/fileadmin/Dateien/veroeffentlichungen_beschluesse/2000/2000_04_14_Selbstgesteuertes_Lernen.pdf.

Kultusminister Konferenz (KMK) (2012), Operatoren für das Fach Deutsch. Zugriff am: 20.05.2017. Verfügbar unter: http://www.kmk.org/fileadmin/Dateien/pdf/Bildung/Auslandsschulwesen/Kerncurriculum/Operatoren_fuer_das_Fach_Deutsch_Stand_Oktober_2012_ueberarbeitet.pdf

Kultusminister Konferenz (KMK) (2017), DQR und EQR. Zugriff am: 26.05.2017. Verfügbar unter: https://www.dqr.de/content/2323.php

Kultusminister Konferenz (KMK) (2017), Europäischer Qualifikationsrahmen/ Deutscher Qualifikationsrahmen. Zugriff am: 26.05.2017. Verfügbar unter: https://www.kmk.org/themen/internationales/eqr-dqr.html

Kultusminister Konferenz (KMK) (2017), Was ist ein Qualifikationsrahmen? Zugriff am: 03.03.2017. Verfügbar unter: https://www.dqr.de/content/2258.php

Landesakademie für Fortbildung und Personalentwicklung an Schulen (2004), Basisoperatorenkatalog in den gesellschaftswissenschaftlichen Fächern in Baden-Württemberg. Zugriff am 14.03.2017. Verfügbar unter https://lehrerfortbildung-bw.de/u_gewi/gwg/gym/bp2004/fb1/modul1/geo/operator/basisoperatorenkatalog_zpg.pdf

Landesrecht Thüringen (2010), Thüringer Verordnung zur Durchführung der Weiterbildungen in den Pflegefachberufen. Zugriff am 14.04.2017. Verfügbar unter:
http://landesrecht.thueringen.de/jportal/?quelle=jlink&query=PflWeitBiV+TH&psml=bsthueprod.psml&max=true

Mamerow, R. (2016), Praxisanleitung in der Pflege. Springer-Verlag, Berlin Heidelberg, 3. Auflage.

Ministerium der Justiz. Rheinland Pfalz. Landesverordnung zur Durchführung des Landesgesetzes über die Weiterbildung in den Gesundheitsfachberufen (1998), Gliederungsnummer 2124-20-1.

Ministerium für Arbeit, Soziales, Gesundheit, Frauen und Familie (MASGF) Ref. 53 (2004), Empfehlung Berufspädagogische Fortbildung zur Praxisanleitung in der Altenpflege im Land Brandenburg.

Ministerium für Arbeit, Gesundheit und Soziales des Landes Nordrhein-Westfalen (2006), Ausbildung in der Altenpflege. Standard – Praxisanleitung.

Ministerium für Arbeit, Gesundheit und Soziales des Landes Nordrhein-Westfalen (2006), Praktische Altenpflegeausbildung in NRW-Lernort Praxis und Rahmenlehrplan.

Ministerium für Gesundheit, Soziales, Frauen und Familie des Landes Nordrhein-Westfalen (MDSFF) (2003), Gesetz über die Berufe in der Krankenpflege und zur Änderung anderer Gesetze vom 16.07.2003 (BGBl. I S. 1442) und Ausbildungs- und Prüfungsverordnung für die Berufe in der Krankenpflege (KrPflAPrV) vom 10.11.2003 (BGBl. I S. 2263).

Naumer, B., Nienhaus R. (2006), Entwicklung eines Curriculums für die Praxisanleiter-Weiterbildung in NRW (Nordrhein-Westfalen). Diplomarbeit

Naumer, B., Nienhaus R. (2006), Curriculum für die Weiterbildung zum Praxisanleiter/ zur Praxisanleiterin für Pflegeberufe in Nordrhein-Westfalen (NRW).

Nexus Impulse für die Praxis (2015), Lernergebnisse praktisch formulieren. Zugriff am: 12.06.2017. Verfügbar unter: https://www.hrk-nexus.de/fileadmin/redaktion/hrk-nexus/07-Downloads/07-02-Publikationen/Lernergebnisse_praktisch_formulieren_01.pdf

Niedersächsischer Bildungsserver (2016), Operatoren für die Abiturprüfungen. Zugriff am: 20.05.2017. Verfügbar unter: http://www.nibis.de/nli1/gohrgs/operatoren/operatoren_16.htm

Niedersächsisches Ministerialblatt (2014), Jahrgang 64 (69.), Nr. 23.

Online-Verwaltungslexikon, Version 16.72. Zugriff am: 28.03.2017. Verfügbar unter: http://www.olev.de

Ossen, P. (2015), Chronik einer Erfolgsgeschichte. Das Krankenhaus. Zugriff am: 18.03.2017. Verfügbar unter: http://www.dkgev.de/media/file/21439.Das_Krankenhaus_10_2015_25Jahre_Chronik.pdf

PONS Online-Wörterbuch (2017), Zugriff am: 20.03.2017. Verfügbar unter: http://de.pons.com/übersetzung?q=modulus&l=dela&in=&lf=de

Quernheim, G., Keller, C. (2013), Praxisanleitung, PADUA 8 (5), S. 291-295.

Radke, K. (2008), Praxisbegleitung in der Pflegeausbildung: Theoretische Grundlagen und praktische Umsetzung. Kohlhammer GmbH, Stuttgart, 1. Auflage.

Riedl, A., Schelten, A. (2013), Grundbegriffe der Pädagogik und Didaktik beruflicher Bildung. Franz Steiner Verlag, Stuttgart.

Robinsohn, S. B. (1975), Bildungsreform als Revision des Curriculum und ein Strukturkonzept für Curriculumentwicklung. Luchterhand Verlag, Neuwied. 5. Auflage.

Reiber K. (2011), Transparenz – Mobilität – Durchlässigkeit!? Chancen und Grenzen von Qualifikationsrahmen für die Pflegeberufe. In: bwp@ Spezial 5 – Hochschultage Berufliche Bildung 2011, Fachtagung 14, hrsg. v. Darmann Finck, I., Glissmann, G., 1-9. Zugriff am: 02.03.2017. Verfügbar unter: http://www.bwpat.de/ht2011/ft14/reiber_ft14-ht2011.pdf

Sächsische Staatskanzlei (2007), Weiterbildungsverordnung Gesundheitsfachberufe. Zugriff am 14.04.2017. Verfügbar unter: https://www.revosax.sachsen.de/vorschrift/9529?redirect_succesor_allowed=1

Schermutzki M. (2007), Lernergebnisse- Begriffe, Zusammenhänge, Umsetzung und Erfolgsermittlung. Lernergebnisse und Kompetenzvermittlung als elementare Orientierungen des Bologna-Prozesses. Zugriff am: 09.04.2017. Verfügbar unter: http://www.opus.bibliothek.fh-aachen.de/files/195/schermutzki_bologna_6_a5_sw.pdf

Schermutzki M. (2008), Learning outcomes – Lernergebnisse. Benz, W., Kohler J., Landfried K., in Handbuch Qualität im Studium und Lehre. Evaluation nutzen - Akkreditierung sichern – Profil schärfen!. Berlin. Zugriff am 21.04.2017. Verfügbar unter: http://www.fibaa.org/uploads/media/schermutzki_learning_outcomes.pdf

Schüttler J. (2003), 50 Jahre Deutsche Gesellschaft für Anästhesiologie und Intensivmedizin. Tradition & Innovation. Berlin: Springer. S. 250-252.

Schulze-Kruschke, C., Paschko, F. (2011), Praxisanleitung in der Pflegeausbildung für die Aus-, Fort- und Weiterbildung. Cornelsen Verlag, Berlin. 1. Auflage.

Siebert, H. (1974), Curricula für die Erwachsenenbildung. Westermann Verlag, Braunschweig, 1. Auflage.

Siebert, H. (2011), Lernen und Bildung Erwachsener. Bertelsmann Verlag, Bielefeld, 1. Auflage.

Sieger, M., Bergmann-Tyacke, I. (2001), Pflegepädagogik: Handbuch zur pflegeberuflichen Bildung. Huber Verlag, Bern, 1. Auflage.

Sekretariat der Kultusministerkonferenz (2011), Handreichung für die Erarbeitung von Rahmenlehrplänen der Kultusministerkonferenz für den berufsbezogenen Unterricht in der Berufsschule und ihre Abstimmung mit Ausbildungsordnungen des Bundes für anerkannte Ausbildungsberufe. Zugriff am 14.03.2017. Verfügbar unter: http://www.kmk.org/fileadmin/Dateien/veroeffentlichungen_beschluesse/2011/2011_09_23_GEP-Handreichung.pdf

Statistisches Bundesamt, Wiesbaden. Zugriff am 28.03.2017. Verfügbar unter: https://www.destatis.de

Verdi, Ausbildungsreport Pflegeberufe (2015), Zugriff am 04.04.2017 Verfügbar unter: www.gesundheit-soziales.verdi.de

Winter M. (2015), Bologna – vom politischen Prozess in Europa zur Studienreform in Deutschland. Zugriff am: 01.03.2017. Verfügbar unter: http://m.bpb.de/gesellschaft/kultur/zukunft-bildung/204059/bologna-politischer-prozess?p=all

Zentrum für Qualitätssicherung und -entwicklung (2014), Handreichung zur Formulierung von Lernergebnissen (Learning Outcomes). Zugriff am: 09.04.2017. Verfügbar unter: http://www.zq.uni-mainz.de/Dateien/Handreichung_Lernergebnisse_Stand_November_2014.pdf

Zimmermann, V., Lehmann, Y. (2014), Praxisanleiter(innen) zwischen Anspruch und Wirklichkeit, PADUA 9 (5), S. 292-298.

14 Abkürzungsverzeichnis

Abs.	Absatz
AK	Arbeitskreis
B.Sc.	Bachelor of Science
BRD	Bundesrepublik Deutschland
CINAHL	Cumulative Index to Nursing and Allied Health Literature
DDR	Deutsche Demokratische Republik
Dr.	Doktor
ebd.	ebenda
EU	Europäische Union
EZW	Erziehungswissenschaften
Kap.	Kapitel
LIVIVO	ZB MED Suchportal Lebenswissenschaften
M.A.	Master of Arts
MA	Mitarbeiter
Nr.	Nummer
NRW	Nordrhein-Westfalen
OPAC	Online Public Access Catalogue
PA	Praxisanleitung
Ref.	Referat
S.	Seite
SächsGfbWBG	Gesetz über die Weiterbildung in den Gesundheitsfachberufen und Altenpflegeberufen im Freistaat Sachsen
staatl.	staatlich
Std.	Stunden
u.Ä.	und Ähnliches
vgl.	vergleiche
z.B.	zum Beispiel

15 Anlagenverzeichnis

Anlage 1: Analyse der Lernergebnisse mit Hilfe der Taxonomien nach Bloom, Krathwohl und Masia

Inklusive Zuordnung Kompetenzbereich		
Fachkompetenz	Sozialkompetenz	Selbstkompetenz/Selbstständigkeit

Lernergebnisse der DKG Die Teilnehmenden…	Niveaustufen nach Bloom, Krathwohl, Masia	Veränderungsvorschläge
Modul PA M I ME 1		
Wissen:		
• erkennen und beschreiben die eigenen Lernstrategien.	• erkennen = Niveaustufe 4 (Analysieren) • beschreiben = Niveaustufe 1 (Wissen)	• erkennen und optimieren die eigene Lernstrategie.
• identifizieren unterschiedliche Lerntechniken zur Selbststeuerung des eigenen Lernens.	• identifizieren = Niveaustufe 4 (Analysieren)	
• wissen um Kriterien zur Erstellung schriftlicher Arbeiten.	• wissen = weniger gut überprüfbares Verb!	• stellen formale Kriterien wissenschaftlichen Arbeitens dar und wenden diese bei der Erstellung von Haus- und/oder Facharbeiten an.
Können:		
• bewerten den eigenen Wissensstand und erfassen den notwendigen Wissens- und Lernbedarf.	• bewerten = Niveaustufe 5 (Synthetisieren) • erfassen	• erkennen den eigenen Lernbedarf und zeigen Handlungsstrategien auf.
• setzen sich Lernziele.	• setzen = weniger gut überprüfbares Verb!	• stellen sich Lernziele auf und passen sie dem Lernort und der Lernzeit an.
• stimmen Lernort und Lernzeit auf die Lernziele ab.	• abstimmen = in der Literatur keiner Niveaustufe zugeordnet.	

Lernergebnisse der DKG Die Teilnehmenden...	Niveaustufen nach Bloom, Krathwohl, Masia	Veränderungsvorschläge
• greifen auf geeignete Informationsquellen zurück.	• greifen zurück = weniger gut überprüfbares Verb!	• stellen formale Kriterien wissenschaftlichen Arbeitens dar und wenden diese bei der Erstellung von Haus- und/oder Facharbeiten an.
• integrieren ihre neu gewonnen Erkenntnisse in den vorhanden persönlichen Wissensstand.	• integrieren = Niveaustufe 5 (Synthetisieren)	
• präsentieren Lernergebnisse anschaulich.	• präsentieren = Niveaustufe 1 (Wissen)	
• bewerten das eigene Lernergebnis kritisch.	• kritisch bewerten = Niveaustufe 6 (Evaluieren)	
• erstellen Haus- und/oder Facharbeiten unter Berücksichtigung wissenschaftlicher Arbeitstechniken.	• erstellen = Niveaustufe 3 (Anwenden)	

Einstellungen:

• verstehen Lernen als kontinuierlichen, reflexiven und kommunikativen Prozess.	• verstehen = weniger gut überprüfbares Verb!	• verstehen den eigenen Lernprozess und können diesen beurteilen.
• sehen Lernen als einen Prozess an, der individuell angelegt ist und sich im Zeitverlauf verändern kann.	• sehen an = weniger gut überprüfbares Verb!	• berücksichtigen Lernen als Prozess, individuell angelegt ist und sich im Zeitverlauf verändern kann.
• sind sich der Bedeutung der Darstellung von Lernergebnissen bewusst.	• Bedeutung bewusst = Stufe 1 → affektive Taxonomie	• entwerfen für den eigenen Lernprozess Handlungsstrategien.

Lernergebnisse der DKG Die Teilnehmenden…	Niveaustufen nach Bloom, Krathwohl, Masia	Veränderungsvorschläge
Modul PA M I ME 2		
Wissen:		
• kennen qualitative und quantitative Forschungsmethoden sowie Designs.	• kennen = weniger gut überprüfbares Verb!	• stellen Unterschiede von qualitativen und quantitativen Forschungsmethoden sowie Designs dar.
• beschreiben den Aufbau von Studien.	• beschreiben = Niveaustufe 1 (Wissen)	
• benennen Grundbegriffe der deskriptiven Statistik.	• benennen = Niveaustufe 1 (Wissen)	
• kennen Möglichkeiten zur Literaturrecherche (z.B. Bibliotheken, Internet).	• kennen = weniger gut überprüfbares Verb!	• führen selbstständig eine Literaturrecherche durch.
• wissen um Kriterien zur Interpretation von Texten.	• wissen = weniger gut überprüfbares Verb!	• erläutern Kriterien zur Interpretation von Texten.
Können:		
• identifizieren praxisrelevante Fragen, die mit Hilfe der Ergebnisse der Pflege- und Bezugswissenschaften beantwortet werden können.	• identifizieren = Niveaustufe 4 (Analysieren)	
• lesen Studien und übertragen die Erkenntnisse auf das eigene Handlungsfeld.	• übertragen auf = Niveaustufe 5 (Synthetisieren)	
• führen bei Patienten geeignete Assessments durch und bewerten die Ergebnisse kritisch.	• durchführen = Niveaustufe 3 (Anwenden) • bewerten = Niveaustufe 6 (Evaluieren)	
• begründen ihr Handeln auf Basis ihrer Expertise in interprofessionellen Teams in Bezug auf fachspezifische Fragestellungen.	• begründen = Niveaustufe 2 (Verstehen)	
• berücksichtigen institutionelle Ressourcen und Schwierigkeiten bei der Umsetzung wissenschaftlicher Erkenntnisse.	• berücksichtigen = Stufe 1 (Empfangen) →affektive Taxonomie	
• evaluieren ihr berufliches Handeln nach kritischer Prüfung neuer wissenschaftlicher Erkenntnisse.	• evaluieren = Niveaustufe 5 (Synthetisieren)	

Lernergebnisse der DKG
Die Teilnehmenden…

Lernergebnisse der DKG	Niveaustufen nach Bloom, Krathwohl, Masia	Veränderungsvorschläge
Einstellungen:		
• sind bereit, sich permanent mit neuen wissenschaftlichen Ergebnissen auseinanderzusetzen und diese ggf. in die Praxis zu integrieren.	• bereit sein = bereit sein zu = Stufe 2 (Reagieren) → affektive Taxonomie → Verb zählt in manchen Literaturen, als weniger gut überprüfbar!	• sind bereit, sich permanent mit neuen wissenschaftlichen Ergebnissen auseinanderzusetzen und übertragen diese Ergebnisse in die Praxis.

Modul PA M I ME 3

	Niveaustufen	Veränderungsvorschläge
Wissen:		
• beschreiben die Planungsschritte der Anleitung.	• beschreiben = Niveaustufe 2 (Verstehen)	
• skizzieren verschiedene Methoden der Anleitung.	• skizzieren = Niveaustufe 3 (Anwenden)	• berücksichtigen Aspekte einer positiven Lernatmosphäre für die Anleitungsprozesse.
• wissen um die Bedeutung einer positiven Lernatmosphäre für den Anleitungsprozess.	• wissen = weniger gut überprüfbares Verb!	
Können:		
• planen individuell die Anleitungsschritte und wählen Lehrmethoden aus.	• planen = Niveaustufe 5 (Synthetisieren) • wählen aus = auswählen = Niveaustufe 6 (Evaluieren)	
• begründen die Planungsschritte der Anleitung und führen diese durch.	• begründen = Niveaustufe 3 (Anwenden) • führen durch = durchführen = Niveaustufe 3 (Anwenden)	
• reflektieren die Anleitung und dokumentieren diese in allen Teilschritten.	• reflektieren = in der Literatur keiner Niveaustufe zugeordnet.	• analysieren die Anleitung und beschreiben diese in allen Teilschritten.
Einstellungen:		
• sind sich der Bedeutung des Beziehungsaspekts im Anleitungsprozess <u>bewusst</u>.	• Bedeutung bewusst werden = Stufe 1 (Empfangen) → affektive Taxonomie → Verb zählt in manchen Literaturen, als weniger gut überprüfbar!	

| sind sich ihrer Verantwortung beim Transfer theoretischer Inhalte in die Praxis bewusst. | • bewusst = Stufe 1 (Empfangen) → affektive Taxonomie → Verb zählt in manchen Literaturen, als weniger gut überprüfbar! | • setzen sich mit ihrer Verantwortung beim Transfer theoretischer Inhalte in die Praxis auseinander. |

Lernergebnisse der DKG
Die Teilnehmenden...

Lernergebnisse der DKG – Die Teilnehmenden...	Niveaustufen nach **Bloom, Krathwohl, Masia**	**Veränderungsvorschläge**
Modul PA M I ME 4		
Wissen:		
• benennen die gesetzlichen Grundlagen des Qualitätsmanagements.	• benennen = Niveaustufe 1 (Wissen)	
• skizzieren den Aufbau eines beispielhaft ausgewählten Qualitätsmanagementmodells.	• skizzieren = Niveaustufe 3 (Anwenden)	
• stellen die Bedeutung und den Prozess im Umgang mit Risiken und Fehlern differenziert dar.	• darstellen = Niveaustufe 1 (Wissen)	
Können:		
• nutzen relevante Instrumente der Qualitätssicherung für ihr berufliches Handeln.	• nutzen = in der Literatur keiner Niveaustufe zugeordnet.	• stellen Bezug zwischen ihren eigenen beruflichen Handeln und rechtlicher Grundlagen wie z.B. dem Qualitätssicherungsgesetz her.
• diskutieren das Für und Wider des ausgewählten Modells.	• diskutieren = Niveaustufe 2 (Verstehen)	
• identifizieren Risiken und Fehler und leiten Verbesserungsmaßnahmen ein.	• identifizieren = Niveaustufe 4 (Analysieren) • leiten ein = in der Literatur keiner Niveaustufe zugeordnet.	• identifizieren Risiken und Fehler eines ausgewählten Qualitätsmanagementmodells und tragen zur Verbesserung strategisch bei.
Einstellungen:		
• messen dem Qualitätsmanagement eine hohe Bedeutung zur Sicherung der Pflegequalität bei.	• messen bei = in der Literatur keiner Niveaustufe zugeordnet.	• beschreiben ihren eigenen Verantwortungsbereich im Rahmen der optimalen Umsetzung des Qualitätsmanagements.
• sehen Qualitätssicherungsmaßnahmen als Notwendigkeit für professionelles Handeln.	• sehen = weniger gut überprüfbares Verb!	

Modul PA M II ME 1

Lernergebnisse der DKG Die Teilnehmenden…	Niveaustufen nach Bloom, Krathwohl, Masia	Veränderungsvorschläge
Wissen:		
• stellen die Bedeutung der Beziehungsgestaltung für die Beratung und Anleitung heraus.	• stellen heraus = Niveaustufe 4 (Analysieren)	
• definieren die unterschiedlichen Rollen und Perspektiven in der Beziehungsgestaltung.	• definieren = Niveaustufe 5 (Synthetisieren)	
Können:		
• erfassen die Wichtigkeit der Beziehungsgestaltung.	• erfassen = Niveaustufe 3 (Anwenden)	
• reflektieren sich in ihren Rollen.	• reflektieren sich = in der Literatur keiner Niveaustufe zugeordnet.	• definieren die unterschiedlichen Rollen und Perspektiven in der Beziehungsgestaltung.
• entwickeln aus einem Rollenkonflikt Lösungen.	• entwickeln = Niveaustufe 5 (Synthetisieren)	• entwickeln die Bereitschaft, sich aktiv mit ihrer Rolle und den Prozessen der Beziehungsgestaltung auseinanderzusetzen und diese in den beruflichen Alltag zu integrieren.
Einstellungen:		
• entwickeln die Bereitschaft, sich aktiv mit ihrer Rolle und den Prozessen der Beziehungsgestaltung auseinanderzusetzen und diese in den beruflichen Alltag zu integrieren.	• entwickeln = Niveaustufe 5 (Synthetisieren) • integrieren = Niveaustufe 5 (Synthetisieren)	

Lernergebnisse der DKG
Die Teilnehmenden…

Modul PA M II ME 2	Niveaustufen nach Bloom, Krathwohl, Masia	Veränderungsvorschläge
Wissen:		
• kennen wesentliche Merkmale didaktischer Modelle und deren Relevanz.	• kennen = weniger gut überprüfbares Verb!	• benennen wesentliche Merkmale didaktischer Modelle und deren Relevanz.

Lernergebnisse der DKG Die Teilnehmenden...	Niveaustufen nach Bloom, Krathwohl, Masia	Veränderungsvorschläge
• wissen um die Bedeutung der Organisation und Möglichkeiten des Zeitmanagements.	• wissen = weniger gut überprüfbares Verb!	• optimieren die Anleitungsprozesse unter Beachtung des Zeitmanagements.
• unterscheiden Eigen- und Fremdreflexion.	• unterscheiden = Niveaustufe 2 (Verstehen)	• unterscheiden zwischen den Systemen der Eigen- und Fremdreflexion.
Können:		
• erweitern und vertiefen unterschiedliche Methoden der Anleitung.	• erweitern = in der Literatur keiner Niveaustufe zugeordnet. • vertiefen = in der Literatur keiner Niveaustufe zugeordnet.	• erläutern unterschiedliche Methoden der Anleitung und wenden diese im Ausbildungsprozess an.
• berücksichtigen zeitliche und strukturelle Vorgaben und Ressourcen.	• berücksichtigen = Stufe 1 (Empfangen) →affektive Taxonomie	
• beziehen bei der Anleitung die Bedürfnisse und den Lernbedarf des Anzuleitenden mit ein.	• beziehen ein = Niveaustufe 3 (Anwenden)	
• planen und gestalten die Anleitung anhand des gewählten theoretischen Modells.	• planen = Niveaustufe 5 (Synthetisieren) • gestalten = Niveaustufe 5 (Synthetisieren)	
• analysieren und beurteilen den Anleitungsprozess.	• analysieren = Niveaustufe 4 (Analysieren) • beurteilen = Niveaustufe 6 (Evaluieren)	
• setzen die gesetzlichen Vorgaben um.	• setzen um = Niveaustufe 3 (Anwenden)	
• analysieren den individuellen Lernprozess und leiten geeignete Maßnahmen zur Lernförderung ab.	• analysieren = Niveaustufe 4 (Analysieren) • leiten ab = Niveaustufe 4 (Analysieren)	
• identifizieren Entwicklungsmöglichkeiten des Anzuleitenden.	• identifizieren = Niveaustufe 4 (Analysieren)	
• gehen mit Konfliktlösungen konstruktiv um.	• gehen um = in der Literatur keiner Niveaustufe zugeordnet.	• erkennen Konflikte und lösen diese konstruktiv.
Einstellungen:		
• sehen Praxisanleitung stets unter dem Aspekt der Patientenorientierung.	• sehen = weniger gut überprüfbares Verb!	• bewerten Praxisanleitung stets unter dem Aspekt der Patientenorientierung.
• sind sich ihres pädagogischen/methodischen Freiraums <u>bewusst</u>.	• bewusst = bewusst = Stufe 1 (Empfangen) → affektive Taxonomie → Verb zählt in manchen Literaturen, als weniger gut überprüfbar!	• setzen sich mit ihrem pädagogischen/methodischen Freiraum auseinander und zeigen Innovationsbereitschaft im Umgang mit Neuentwicklungen im Pflege- und Ausbil-

Lernergebnisse der DKG Die Teilnehmenden...	Niveaustufen nach Bloom, Krathwohl, Masia	Veränderungsvorschläge
		dungsalltag.
• sind <u>motiviert</u>, sich in Lehr-Lernprozessen aktiv einzubringen.	• motiviert = weniger gut überprüfbares Verb!	• nehmen Lehr-Lernprozesse wahr und bringen sich aktiv ein.
• sind <u>bereit</u>, sich auf Lernbiographien einzustellen.	• bereit sein = bereit sein = bereit sein zu = Stufe 2 (Reagieren) → affektive Taxonomie → Verb zählt in manchen Literaturen, als weniger gut überprüfbar!	• berücksichtigen unterschiedliche Lernbiographien und stellen sich darauf ein.

Lernergebnisse der DKG Die Teilnehmenden...	Niveaustufen nach Bloom, Krathwohl, Masia	Veränderungsvorschläge
Modul PA M II ME 3		
Wissen:		
• erläutern gesetzliche Grundlagen, die für die Prüfung und Beurteilung relevant sind.	• erläutern = Niveaustufe 2 (Verstehen)	
• definieren die unterschiedlichen Formen von Leistungskontrollen.	• definieren = Niveaustufe 5 (Synthetisieren)	
• benennen die Vorgehensweise im Rahmen praktischer Prüfungen.	• benennen = Niveaustufe 1 (Wissen)	
• erläutern Kriterien zur Leistungsbeurteilung und -bewertung.	• erläutern = Niveaustufe 2 (Verstehen)	
• begründen die Problematik der Objektivität im Zusammenhang mit Beurteilung und Bewertung und stellen Beobachtungsfehler dar.	• begründen = Niveaustufe 2 (Verstehen) • darstellen = Niveaustufe 1 (Wissen)	
Können:		
• führen Leistungsbeurteilungen, -bewertungen unter Beachtung vorgegebener Kriterien durch.	• durchführen = Niveaustufe 3 (Anwenden)	
• berücksichtigen bei der Beurteilung und Bewertung den jeweiligen Aus- und Weiterbildungs-	• berücksichtigen = Stufe 1 (Empfangen) → affektive Taxonomie	• berücksichtigen kommunikative Settings zum Führen von Vor-, Zwischen- und Abschlussge-

Lernergebnisse der DKG Die Teilnehmenden...	Niveaustufen nach **Bloom, Krathwohl, Masia**	**Veränderungsvorschläge**
stand.		sprächen.
• reflektieren, dokumentieren und evaluieren Prüfungssituationen.	• evaluieren = Niveaustufe 5 (Synthetisieren)	
• formulieren und begründen ihre Bewertung/Beurteilung lernförderlich.	• formulieren = Niveaustufe 2 (Verstehen) • begründen = Niveaustufe 2 (Verstehen)	
Einstellungen:		
• sind sensibilisiert für Fragestellungen im Zusammenhang mit Vergleichbarkeit und Objektivität.	• sensibilisiert sein = in der Literatur keiner Niveaustufe zugeordnet.	• schätzen Fragestellungen im Zusammenhang mit Vergleichbarkeit und Objektivität richtig ein.
• sind sich des Einflusses der eigenen Person auf die Anleitungs-Prüfungssituation bewusst.	• bewusst = bewusst = Stufe 1 (Empfangen) → affektive Taxonomie → Verb zählt in manchen Literaturen, als weniger gut überprüfbar!	• setzen sich mit dem Einfluss der eigenen Person auf die Anleitungs-Prüfungssituation auseinander und handeln stets professionell.

Anlage 2: Literatur- und Inhaltsanalyse der DKG-Module

PA M I ME 1 Nummerierung für die Zuord-nung der Inhalte aus Anlage 3	Literaturangaben	Inhalte der Literatur
1.	• Erpenbeck, J., Sauter, S., Sauter, W., 2015: E-Learning und Blended Learning: Selbstgesteuerte Lernprozesse zum Wissensaufbau und zur Qualifizierung. Springer Gabler, Wiesbaden.	• Autoren beschreiben Begriff E-Learning, erläutern die Rahmenbedingungen sowie die dazugehörigen Elemente • selbstgesteuertes Lernen auf der Basis von Web Based Training • Learning Arrangements werden analysiert • Inhalte: die Lernlandschaft wandelt sich, Wissensaufbau mit E-Learning • Zielgruppen: Fach- und Führungskräfte im Personalbereich, Studierende und Dozierende der Pädagogik
2.	• Gruschka, A., 2014: Lehren. Kohlhammer W., GmbH.	• die Semantik: Lehren als Erfahrungshintergrund • das Dilemma: Das Lehren soll zum Lernen übergehen, kann die operative Geschiedenheit des Lehrens und Lernen nicht überwinden • der aktuelle Fokus: Kompetenzorientierung und das damit an den Rand Gedrängte: Was soll gelehrt werden? • der Kontrast: die beiden gegenwärtigen Negationen des Lehrens • die Empirie: Eingehüllte Rationalität und Unvernunft in der alltäglichen Lehrpraxis deutscher Schulen • Acht Modelle des Lehrens
3.	• Jank, W., Meyer, H., 2011: Didaktische Modelle. 11. Auflage., Cornelsen, Berlin.	• Was ist Didaktik? Die wichtigsten didaktischen Modelle – Schriftliche Unterrichtsplanungen– Aktuelle Unterrichtskonzepte – Lektionen zum Thema Lernen und Entwicklung – Konstruktivistische Didaktik, Der Professionalisierungsprozess
4.	• Klauer, K.J., 2011: Transfer des Lernens. Kohlhammer, Stuttgart.	• Warum wir oft mehr lernen als gelehrt wird • zentraler Zweck des Lernens besteht in der Übertragung des Gelernten auf neue Herausforderungen • Transfer des Lernens, nicht nur für die Lernforschung relevant sondern auch im Bereich des Denkens und des Problemlösens • selbstgesteuertes Lernen
5.	• Nussbaumer, G., von Reibnitz, C., 2008: Innovatives Lehren und Lernen. Huber, Bern.	• Lehrende könne anhand des Buches lernen ihren Unterricht zu gestalten und zu planen • Studierende lernen Methodik und Didaktik verstehen
6.	• Muster-Wäbs, H. et al., 2011: Lernen fallbezogen und problemorientiert gestalten. Prodos, Brake.	• Begriffsklärung Problemorientierung • Begriffsklärung Fallarbeit • Lernverständnis • didaktische Ansätze (Offener Fall) z.B. problemorientierter Ansatz (Roth)

Nr.	Quelle	Inhalt
7.	Schewior-Popp, S., 2013: Lernsituationen planen und gestalten. 2. Auflage., Thieme, Stuttgart.	• Siebensprung (Weber) • Fallstudie (Kaiser) • didaktische Ansätze (geschlossener Fall) z.B. ethische Reflexion (Rabe) • aus der Praxis lernen (Gruschka) • Handlungsleitfaden zur Fallarbeit • Mikro und Makromethoden im Problemlösezyklus • dieses Buch hilft und unterstützt bei der Umsetzung und der Forderungen des Pflegegesetzes • bietet Sicherheit bei der Unterrichtsgestaltung • das Lernfeldkonzept nach dem Pflegegesetz erarbeiten und umsetzen • Unterricht nach Themenbereiche strukturieren • die im Gesetz geforderten Unterrichtsformen einsetzen und die Ausbildungsorganisation ändern
8.	Seifert, J.-W., 2014: Visualisieren – Präsentieren – Moderieren. 33. Auflage., GABAL Verlag GmbH, Offenbach.	• Übersicht zu Arbeitstechniken, die im Berufsalltag eine immer größere Rolle spielen • erfahren wie Fakten visualisiert, Präsentationen richtig vorbereitet und sicher durchgeführt werden können • Besprechungen effektiver gestalten
9.	Theisen, M.R., 2011: Wissenschaftliches Arbeiten. 15. Auflage., Vahlen, München.	• Anleitung zum wissenschaftlichen Arbeiten, Techniken und Methoden vermitteln • Organisation des Studiums und dem Verfassen von schriftlichen Arbeiten und Präsentationen • anspruchsvoll und schwerpunktmäßig für Studenten geschrieben worden
10.	Seibold, B., 2015: Visualisieren leicht gemacht. GABAL Verlag GmbH, Offenbach.	• Gehirn braucht Bildoasen • Menschen denken in Bilder

11.	Panfil, E.A., 2013: Wissenschaftliches Arbeiten in der Pflege. Horgrefe, vorm.Verlag Hans Huber, Bern.	• Was bedeutet wissenschaftliches Arbeiten?
		• Welche Techniken gibt es?
		• Autoren beschreiben:
		  ○ kritisch denken
		  ○ effektiv mitschreiben
		  ○ klug fragen
		  ○ klar argumentieren
		  ○ gewinnend referieren
		  ○ bibliografieren…

12.	Brandenburg H., Panfil E.M., Mayer H., 2012: Pflegewissenschaft 2: Lehr- und Arbeitsbuch zur Einführung in die Pflegeforschung. Horgrefe, vorm.Verlag Hans Huber, Bern.	• Wissenschaftstheoretische Positionen, Designs und Methoden in der Pflegeforschung • Literaturrecherche • Analyse von Studien
13.	Franck, N., 2017: Handbuch Wissenschaftliches Arbeiten: Was man für ein erfolgreiches Studium wissen und können muss. 3. Auflage. UTB GmbH, Stuttgart.	• schriftliche Arbeiten erstellen • Referate, Vorträge halten • Gliederungen • Quellenangaben

	Literaturangaben	Inhalte der Literatur
14.	Kocs, U., Kratz, T., Berga, J., 2014: Lernen lernen. Bildungsverlag EINS, Köln.	• Schreiben in der Wissenschaft wissenschaftliche Standards • Lerngrundlagen • Lerntechniken und Arbeitsmethoden • Zeitmanagement • Präsentationen und Vorträge
15.	Hofmann E., Löhle M., 2016: Erfolgreich Lernen. 3. überarbeitete Auflage, Hogrefe Verlag, Bern.	• Methoden und Techniken des Lernens • Zeitmanagement • persönlicher Lernstil • Atem- und Entspannungstechniken sowie Methoden zur Veränderung bildhafter Vorstellungen und Entschärfung hinderlicher Gedanken
16.	Mazur J. E., Steinweg-Fleckner E., 2006: Lernen und Verhalten. 6. aktualisierte Auflage, Pearson Studium, London.	• bietet Überblick über das komplette Themenfeld Lernen • Schwerpunkt liegt auf der behavioristischen Perspektive • Beobachtungslernen und Erlernen motorischer Fertigkeiten

	Literaturangaben	Inhalte der Literatur
PA M I ME 2		
17.	Behrens, J., Langer, G., 2016: Evidence-based Nursing and Caring. Methoden und Ethik der Pflegepraxis und Versorgungsforschung- Vertrauensbildende Entzauberung der „Wissenschaft". 4. vollständig überarbeitete und erweiterte Auflage, Hogrefe Verlag, Bern.	• Wie kommen Pflegende an evidenzbasiertes Wissen heran? • wissenschaftliche Erkenntnisse nutzen und in die Praxis transferieren • in dem Buch werden Wege und Verfahren, einschließlich interpretativ-hermeneutischer und statistischer Methoden dargestellt • Pflegemanagementmodell • Evaluation von Wirkungsketten • PIKE- Schema, dient zur Unterstützung bei der Erstellung von Forschungsfrage
18.	Lamnek, S., Krell C. 2016: Qualitative Sozialforschung. 6. überarbeitete Auflage, Beltz, Weinheim.	• Methodenlehre in der Psychologie, Soziologie und Kommunikationswissenschaft • Überblickswerk, das verschiedene qualitative Methoden aufführt z.B. Gruppendiskussion, qualitative Interview, Inhaltsanalyse • Besonderheiten bei der Anwendung zwischen Kindern, Jugendlichen, älteren Menschen • Globalisierung, Fremdsprachen und Ethnographie und deren Einfluss auf qualitative Forschungsmethoden
19.	LoBiondo-Wood, G., Haber, J., 2005: Pflegeforschung. Methoden-Bewertung-Anwendung. Urban & Fischer Verlag/ Elsevier GmbH, München.	• Erörterung der qualitativen und quantitativen Forschungsmethoden von der Fragestellung bis zur Umsetzung der Ergebnisse • kritischer Umgang mit Forschungsergebnissen • Darstellung quantitativer und qualitativer Methoden • kritischen Lesen von Fachliteratur
20.	Mayer H., 2014: Pflegeforschung kennenlernen – Elemente und Basiswissen für die Grundausbildung. 6. Auflage. facultas.wuv, Wien.	• Wissen, Wissenschaft und Forschung • Pflegewissenschaft und Pflegeforschung • Methodische Grundlagen • Forschungsprozess

Nr.	Quelle	Inhalte
21.	Mayring, P., 2016: Einführung in die qualitative Sozialforschung. 6. Auflage, Beltz, Weinheim.	• Forschungsarbeiten finden, lesen und anwenden • Einführung in die Denkhaltung und die Methoden der qualitativen Sozialforschung bietet eine Unterstützung bei der Überprüfung der Aussagekraft von Projekten und deren Methodik • Geschichte des qualitativen Denkens • Theorie qualitativen Denkens • Verfahren qualitativer Analyse • Gütekriterien qualitativer Forschung
22.	Peterßen, W.H., 1999: Wissenschaftliche(s) Arbeiten. Eine Einführung für Schule und Studium. Oldenbourg.	• Regeln und Technik der Literaturrecherche • Recherche im Internet • wissenschaftliches Arbeiten am Computer
23.	Rumsey, D., 2015: Statistik für Dummies. 3. Auflage, Wiley-VCH Verlag GmbH & Co.HGaA	• notwendige Grundbegriffe der Statistik • wichtigsten statistischen Konzepte mit Bezug zwischen Theorie und Praxis • grafische Darstellungsmöglichkeiten von statistischem Material kennenlernen • Auswertung von Ergebnissen (Bias, Standardabweichungen etc.)
24.	Brandenburg, H., Dorschner S., 2015: Pflegewissenschaft 1: Lehr- und Arbeitsbuch zur Einführung in das wissenschaftliche Denken in der Pflege. Horgrefe, vorm.Verlag Hans Huber, Bern.	• Wissenschaftstheoretische Grundbegriffe • Was ist Pflege? • Entwicklung der Pflegewissenschaft • Pflegewissenschaft und Ethik • Theorien und Modelle in der Pflegewissenschaft
25.	Brandenburg, H., Panfil E.M., Mayer H., 2012: Pflegewissenschaft 2: Lehr- und Arbeitsbuch zur Einführung in die Pflegeforschung. Horgrefe, vorm.Verlag Hans Huber, Bern.	• Wissenschaftstheoretische Positionen, Designs und Methoden in der Pflegeforschung • Literaturrecherche • Analyse von Studien
26.	Thiel, V., Steger, K.-U.; Josten, C.; Schemmer, E.,2001: Evidence-based Nursing - missing link zwischen Forschung und Praxis, Fachzeitschrift: Pflege. S. 267-276.	• EBN, nicht nur ein Instrument für die Anwendung von Forschungsergebnissen in der Praxis, sondern auch ein Modell des lebenslangen beruflichen Lernens • Chancen und Risiken sowie Kritik am Konzept wurden in dem Artikel untersucht
27.	Hundenborn, G., 2007: Fallorientierte Didaktik in der Pflege. 1. Auflage, Urban & Fischer, München, Jena.	• ein systemischer Ansatz als Bezugsrahmen für fallbezogene Lehr- und Lernprozesse in der Pflegeausbildung • Pflegehandeln in Pflegesituationen • das Situationsverständnis im systemischen Ansatz • die konstitutiven Elemente einer Pflegesituation
28.	Messer, B., 2008:Die Expertenstandards im Pflegealltag, Schlütersche Verlagsgesellschaft mbH & Co. KG, Hannover.	• nationale Expertenstandards • die Arbeit der DNQP • Expertenstandard und der Pflegeprozess • Expertenstandards im Überblick mit Assessmentinstrumenten

PAM I ME 3	Literaturangaben	Inhalte der Literatur
29.	Denzel, S., Gnamm, E., 2007: Praxisanleitung für Pflegeberufe. 3. überarbeitete Auflage, Thieme, Stuttgart.	• Rolle als Mentor des beruflichen Nachwuchses • Lernpsychologie, bezogen auf das praktische Lernen • Anregungen zur methodischen Gestaltung von Anleitungssituationen • Hinweise zur Beurteilung praktischer Schülerleistungen • Lernaufgaben zum Weiterentwickeln
30.	Denzel, S., Gnamm E., 2007: Praxisanleitung beim Lernen begleiten. 2. unveränderte Auflag Thieme, Stuttgart.	• Praxisanleiter als Abenteuer • das Selbstverständnis des Anleiters • die Anleiter-Schüler-Beziehung • Beziehung Anleiter-Schüler-Team • Lernziele bestimmen die Richtung • Lernen beim Begleiten – zum begleiteten Lernen • Pflegestandards in der Praxisanleitung • die Beurteilung
31.	Mensdorf, B., 2013: Schüleranleitung in der Pflegepraxis. 5. aktualisierte und erweiterte Auflage, Kohlhammer, Stuttgart.	• Hintergrundwissen zu den Themen Lernmodelle und effektive Lernprozesse in der Pflegepraxis • Anleitungsmethoden • Anforderungsschwerpunkte einzelner medizinischer Fachgebiete • Kommunikations- und Gesprächsführung • schriftliche Beurteilung und Organisationshilfen • Kompetenzerwerb in der Ausbildung • selbstgesteuertes Lernen • Bedeutung des Coaching und der Rolle als Praxisanleiter • Lernwerkstatt • Schulstation • Rahmenbedingungen und Auswirkungen des Krankenpflegegesetz
32.	Paschko, F., Schulze-Kruschke, C., Walter, A., 2011: Pflegiothek: Praxisanleitung in der Pflegeausbildung für die Aus-, Fort- und Weiterbildung. Cornelsen, Berlin.	• Handlungsschritte des Anleitungsprozesses • Reflexion pädagogischer Aufgaben • Rahmenbedingungen des praktischen Ausbildung • Spannungsfeld zwischen Lernen und Arbeiten
33.	Köck, P., 2016: Handbuch des Ethikunterrichts: Fachliche Grundlagen, Didaktik und Methodik. 2 Auflage, Auer Verlag in der AAP Lehrerfachverlage GmbH, Donauwörth.	• für Lehramtstudierende, Ethik Lehrer, Sekundarstufe I+II • fachliche Grundlagen zu den Begriffen Ethik, Moral, Gewissen sowie zu handlungsmustern ethischer Begründung • eine theoretisch begründete Praxisanleitung – eine fachdidaktische Unterrichtskonzeption mit fachspezifischen Methoden
34.	Kratz, T., Kocs, U., Tham R., 2014: Kompetente Pflege: Ethische Grundlagen für pflegerisches Handeln: Schülerband. 1. Auflage, Bildungsverlag EINS, Köln.	• Darstellung ethischer Überlegungen im pflegerischen Alltag • Ethik-Definition und Gegenstand • Werte – Grundlage unseres Handeln

	Literaturangaben	Inhalte der Literatur
35.	Internation Council of Nurses ICN, 2010, ICN-Ethikkodex für Pflegende. verfügbar unter: http://www.deutscher-pflegerat.de/Downloads/DPR%20Dokumente/ICN-Ethik-E04kl-web.pdf	• Angewandte Ethik ethische Dilemmata • Elemente des Kodex

36.	Quernheim, G., 2013: Spielend anleiten und beraten. 4. Auflage, Urban & Fischer Verlag/ Elsevier GmbH.München.	• Grundlagen Lernen und Vermitteln
		  ○ Lernen
		  ○ Lernziele
		  ○ Lerninhalt
		  ○ Methodik
		  ○ Tätigkeitsfeld
		  ○ Berufspolitische Überlegungen
		  ○ Vorbereitung des Anleiters
		• Planung der Anleitung

PA M I ME 4	Literaturangaben	Inhalte der Literatur

37.	Bartholomeyczik, S., Halek, M., 2009: Assessmentinstrumente in der Pflege – Möglichkeiten und Grenzen. Schlütersche GmbH & Co. KG Verlag und Druckerei, Hannover.	• standardisierte Assessmentinstrumente: Verwendungsmöglichkeiten und Grenzen
		• Assessmentinstrumente für den Pflegebedarf und die Pflegebedürftigkeit
		  ○ Das Resident Assessment Instrument (RAI)
		  ○ Pflegeabhängigkeitsskala (PAS)
		• Assessmentinstrumente in der Betreuung von Menschen mit Demenz

38.	Becker-Schwarze, K., Hart, D., 2009: Risiken verringern, Sicherheit steigern; Kinderklinik für Patientensicherheit. Deutscher Ärzte-Verlag, Köln.	• Critical Incident Reporting Systeme (CIRS) in Medizin und Pflege • Risikomanagement
39.	Brobst, R.A. et al., 2007: Der Pflegeprozess in der Praxis. 2. vollständig überarbeitete und aktualisierte Auflage, Verlag Hans Huber, Bern.	• umfassende und systematische Planung, Durchführung und Dokumentation von pflegerischen Maßnahmen • fünf Schritte der Pflegeprozesses (Einschätzen, Pflegediagnose, Planen, Durchführen und Bewerten)
40.	Conzen, C., Freund J., Overlander G., 2016: Pflegemanagement Heute. Urban & Fischer Verlag/ Elsevier GmbH, München.	• Gesundheits- und Sozialpolitik • Gesundheitsökonomie • rechtliche Grundlagen des Pflegens • Pflegewissenschaft • Qualitätsmanagement behandelt wichtige Bezugsdisziplinen wie Ethik, Kommunikation
41.	Rosenthal, T., 2007: Pflegemanagement. Grundlagen und Praxis. Economica in Medhochzwei, Heidelberg.	• Dimensionen des Pflegemanagement • Beiträge zu Pflegewissenschaft, Pflegewirtschaftslehre • Reflexion zur Praxis des Pflegemanagements

	Literaturangaben	Inhalte der Literatur
42.	• Weidner, G.E., 2014: Qualitätsmanagement:-Kompaktes Wissen- konkrete Umsetzung-Praktische Arbeitshilfen. Carl Hanser Verlag GmbH & Co.KG, München.	• mit Qualität zum Erfolg • die vier Grundsätze für Qualität • das Qualitätsmanagement • Wie funktioniert ein QMS? • Was ist eine Norm? • Quality Coaching • Arbeitstechniken • Qualitätsmanagementsystem einführen
43.	• Hensen P., 2016: Qualitätsmanagement im Gesundheitswesen-Grundlagen für Studium und Praxis. Springer Gabler, Wiesbaden.	• Konzepte und Ansätze der Qualitätsgestaltung im Gesundheitswesen • Qualitätsmessung und Qualitätsbewertung in Gesundheitseinrichtungen • Methoden und Instrumente des Qualitätsmanagements • Prozessorientierung im Qualitätsmanagement • Kundenorientierung im Qualitätsmanagement • Mitarbeiterorientierung • Zertifizierung
44.	• Paula H., 2007: Patientensicherheit und Risikomanagement. Springer, Heidelberg.	• Patientensicherheit im Krankenhaus • allgemeine Strategien des Risikomanagements • praktisches Risikomanagement

PA M II ME 1	Literaturangaben	Inhalte der Literatur
45.	• Hornung, R., Lächler, J., 2011: Psychologisches und soziologisches Grundwissen für Gesundheits- und Krankenpflegeberufe. Beltz, Weinheim.	• Gesundheit und Krankheit in unserer Gesellschaft • Gesund sein und bleiben, krank werden, Patient werden, sterben • Emotionen, Motivationen und Konflikte in der Pflege • eine Persönlichkeit werden und sein • die Rolle der Pflegenden • Beziehungen in der Pflege • Pflegende in Arbeitsgruppen, Teams und Institutionen
46.	• Mamerow, R., 2013: Praxisanleitung in der Pflege. 4. Auflage, Springer, Heidelberg.	• das eigene Handlungsfeld wahrnehmen • Rollenverständnis • gesetzliche Anforderungen kennen und verwirklichen • Praxisausbildung in den Pflegealltag einbinden • Grundlagen der Pflegepädagogik verstehen und anwenden • prozessorientiert Anleiten • Lernangebote und Anleitungssituationen in unterschiedlichen Praxisfeldern verwirklichen • Qualität praktischer Ausbildung sichern • objektiv und professionell beurteilen • kompetent Gespräche führen • an praktischen Prüfungen mitwirken

	Literaturangaben	Inhalte der Literatur
47.	• Schulz von Thun, F., 2010: Miteinander reden: 1 Störungen und Klärungen: Allgemeine Psychologie der Kommunikation. Rowohlt Taschenbuch Verlag, Berlin.	• zwischenmenschliche Kommunikation • typische Probleme in der Kommunikation • Probleme der Kommunikation beheben • vier Schnäbel und vier Ohren
48.	• Schulz von Thun, F., 2010: Miteinander reden: 2 Stile, Werte und Persönlichkeitsentwicklung. Rowohlt Taschenbuch Verlag, Berlin.	• unterschiedliche Kommunikationsstile von Menschen • eigenen Kommunikationsstil für die Persönlichkeitsentwicklung nutzen
49.	• Schulz von Thun, F., 2013: Miteinander reden: 3 Das <<innere Team>> und situationsgerechte Kommunikation. Rowohlt Taschenbuch Verlag, Berlin.	• Sprechen, Handeln und den Aufbau von Persönlichkeit
50.	• Watzlawick, P., Beavin J.H., Jackson D.D., 2016: Menschliche Kommunikation: Formen, Störungen, Paradoxien. Hogrefe, vorm. Verlag Hans Huber, Bern.	• pragmatische Wirkung der Kommunikation im zwischenmenschlichen Verhalten und deren Störungen • Man kann nicht nicht kommunizieren

PA M II ME 2	Literaturangaben	Inhalte der Literatur
51.	• Denzel, S., Gnamm, E., 2007: Praxisanleitung für Pflegeberufe. 3. überarbeitete Auflage, Thieme, Stuttgart.	• Rolle als Mentor des beruflichen Nachwuchses • Lernpsychologie, bezogen auf das praktische Lernen • Anregungen zur methodischen Gestaltung von Anleitungssituationen • Hinweise zur Beurteilung praktischer Schülerleistungen • Lernaufgaben zum Weiterentwickeln
52.	• Hundenborn, G., 2007: Fallorientierte Didaktik in der Pflege. 1. Auflage, Urban & Fischer, München, Jena.	• ein systemischer Ansatz als Bezugsrahmen für fallbezogene Lehr- und Lernprozesse in der Pflegeausbildung • Pflegehandeln in Pflegesituationen • Das Situationsverständnis im systemischen Ansatz • Die konstitutiven Elemente einer Pflegesituation
53.	• Mamerow, R., 2015: Praxisanleitung in der Pflege. 5. Auflage, Springer, Heidelberg.	• das eigene Handlungsfeld wahrnehmen • Rollenverständnis • gesetzliche Anforderungen kennen und verwirklichen • Praxisausbildung in den Pflegealltag einbinden • Grundlagen der Pflegepädagogik verstehen und anwenden • Prozessorientiert anleiten • Lernangebote und Anleitungssituationen in unterschiedlichen Praxisfeldern verwirklichen • Qualität praktischer Ausbildung sichern • Objektiv und professionell beurteilen • kompetent Gespräche führen • an praktischen Prüfungen mitwirken

Nr.	Quelle	Inhalt
54.	Mensdorf, B., 2013: Schüleranleitung in der Pflegepraxis. 5. aktualisierte und erweiterte Auflage, Kohlhammer, Stuttgart.	• Hintergrundwissen zu den Themen Lernmodelle und effektive Lernprozesse in der Pflegepraxis • Anleitungsmethoden • Anforderungsschwerpunkte einzelner medizinischer Fachgebiete • Kommunikations- und Gesprächsführung • schriftliche Beurteilung und Organisationshilfen • Kompetenzerwerb in der Ausbildung • selbstgesteuertes Lernen • Bedeutung des Coaching und der Rolle als Praxisanleiter • Lernwerkstatt • Schulstation • Rahmenbedingungen und Auswirkungen des Krankenpflegegesetz
55.	Nickolaus, R., 2013: Didaktik-Modelle und Konzepte beruflicher Bildung. Schneider Verlag Hohengeren, Baltmannweiler.	• didaktische Theorien als Aussagesystem zur Gestaltung von Lehr-Lernprozessen • Orientierungshilfen zur Planung und Analyse • eigene Fragen zur Gestaltung von Lehr- Lernprozessen
56.	Olbrich, C., Darmann-Finck, I., Greb, U., 2009: Modelle der Pflegedidaktik. Urban & Fischer/Elsevier GmbH, München.	• kompetenzorientierte Praxisanleitung • Fachdidaktikmodell Pflege

57.	Quernheim, G., 2013: Spielend anleiten und beraten. 4. Auflage, Urban & Fischer Verlag/ Elsevier GmbH, München.	• Grundlagen Lernen und Vermitteln
		  o Lernen
		  o Lernziele
		  o Lerninhalt
		  o Methodik
		  o Tätigkeitsfeld
		  o Berufspolitische Überlegungen
		  o Vorbereitung des Anleiters
		• Planung der Anleitung

58.	Paschko, F., Schulze-Kruschke, C., Walter, A., 2011: Pflegiothek: Praxisanleitung in der Pflegeausbildung für die Aus-, Fort- und Weiterbildung. Cornelsen, Berlin.	• Handlungsschritte des Anleitungsprozesses • Reflexion pädagogischer Aufgaben • Rahmenbedingungen des praktischen Ausbildung • Spannungsfeld zwischen Lernen und Arbeiten
59.	Oelke U., Hilbert M., 2013: Didaktik und Methodik für Lehrende in Pflege- und Gesundheitsberufen.Cornelsen Schulverlag GmbH, Berlin.	• Grundsätze Didaktik • Gesprächsformen • Handlungskompetenz als Qualifizierungs- und Bildungsziel • Kompetenzförderung mit der besonderen Zielausrichtung „Reflexionsfähigkeit" • Reflexionsfragen
60.	Ertl-Schmuck, R., Fichtmüller F., 2009: Theorien und Modelle der Pflegedidaktik. Juventa Verlag, Weinheim.	• Pflege gestalten lernen- pflegedidaktische Grundlagenforschung • Eckpunkte einer interaktionistischen Pflegedidaktik • Bewusstmachen der Subjektiven Theorien als Voraussetzung für handlungsrelevantes berufliches Lernen. Ein handlungstheoretisch fundiertes Arbeitsmodell zur Pflegedidaktik

#	Literaturangaben	Inhalte der Literatur
61.	Kühn-Hempe, C., Thiel, V., 2013: Die generalistische Pflegeausbildung in Modulen. Mabuse Verlag, Frankfurt am Main.	• Curriculare Konzepte • Module • Modularisierung
62.	Bamberger, G.G., 2015: Lösungsorientierte Beratung: Praxishandbuch. 5. Auflage, Beltz, Weinheim, Basel.	• sich auf Ressourcen, Potenziale und Stärken des Klienten konzentrieren • diese liefern die Impulse für persönliches Wachstum • Lösungen in schwierigen und herausfordernden Lebenslagen können so gefunden werden • Phasenmodelle der Beratung • beforschte Beratung: Qualitätsmanagement als Prozesskontrolle
63.	Geißner, U., 2006: Kommunikation verstehen. 1. Auflage, Thieme, Stuttgart.	• Gespräche führen, beraten, anleiten • Kommunikation verstehen • kommunikative Kompetenz ist eine Schlüsselqualifikation in der Pflege erfordert eine hohe Sensibilität und tiefes Verständnis • Kommunikation mit Kollegen, Vorgesetzten • Kritikgespräche, Konflikte lösen durch Kommunikation
64.	Bastian, J., Combe, A., Langer, R., 2016: Feedback-Methoden. 4. Auflage, Beltz, Weinheim, Basel.	• Planung, Durchführung und Auswertung von Feedback Methoden • Systematisierung des Feedbacks
65.	Hofmann E., Löhle M., 2016: Erfolgreich Lernen. 3. überarbeitete Auflage, Hogrefe Verlag, Bern.	• Methoden und Techniken des Lernens • Zeitmanagement • persönlicher Lernstil • Atem- und Entspannungstechniken sowie Methoden zur Veränderung bildhafter Vorstellungen und Entschärfung hinderlicher Gedanken
66.	Kiehne, B., 2015: Die Biografie lehrt mit: Eine qualitative Untersuchung zum Zusammenhang von Lernbiografie und Lernüberzeugung bei Nachwuchslehrenden (Internationale Hochschulschriften).1. Auflage, Waxmann, Münster.	• Lernerfahrungen • ausgehend von der Lerngeschichte werden Leitsätze für das Lehrhandeln formuliert • Konzepte von Subjektiven Theorien werden dargestellt

PA M II ME 3	Literaturangaben	Inhalte der Literatur
67.	Weidlich, U., 2010: Mitarbeiterbeurteilung in der Pflege. 3. Auflage., Elsevier, München.	• adäquate Leistungsbewertung in der Pflege • Kliniken und stationäre Altenpflege • Nachschlagewerk zur professionellen Erstellung von Mitarbeiterbeurteilungen • Beurteilungstraining und Leitfaden für Beurteilungsgespräche • Mitarbeiter einschätzen und professionelle Arbeitszeugnisse schreiben
68.	Bundesgesetzblatt Jahrgang 2002 Teil I Nr. 81, ausgegeben zu Bonn am 29.11.2002. Ausbildungs- und Prüfungsverordnung für den Beruf der Altenpflegerin und	

	des Altenpflegers (Altenpflege-Ausbildungs- und Prüfungsverordnung – AltPflAPrV).	
69.	• Bundesgesetzblatt Jahrgang 2003 Teil I Nr.55, ausgegeben zu Bonn am 19.11.2003. Ausbildungs- und Prüfungsverordnung für die Berufe der Krankenpflege (KrPflAPrV).	
70.	• Bundesgesetzblatt Jahrgang 2003 Teil I Nr. 44, ausgegeben zu Bonn am 4.September 2003. Gesetz über die Berufe in der Altenpflege (Altenpflegegesetz – AltPflG).	
71.	• Bundesgesetzblatt Jahrgang 2003 Teil I Nr.36, ausgegeben zu Bonn am 21.Juli 2003. Gesetz über die Berufe in der Krankenpflege (Krankenpflegegesetz – KrPflG).	
72.	• Schambortski, H., 2006: Mitarbeitergespräche in der Pflege. Nachdruck der 1. Auflage, Urban & Fischer Verlag/ Elsevier GmbH, München.	• effektive Mitarbeitergespräche ist die Basis für zufriedene Mitarbeiter • Problemlösungsgespräche, Beurteilungsgespräche, Gesprächsverläufe und die Atmosphäre innerhalb von Gesprächen • Kommunikationstechniken
73.	• Müller J., 2012: Personalbeurteilung: Kriterien, Bewertungsfehler, Optimierung. AV Akademikerverlag, Saarbrücken.	• sachlich und objektive Beurteilungsprozesse • subjektive Beurteilung • Beurteilungsprozesse objektiv, transparent und gerecht? • Verzerrungsmechanismen
74.	• Denzel, S., Gnamm, E., 2007: Praxisanleitung für Pflegeberufe. 3. überarbeitete Auflage, Thieme, Stuttgart.	• Rolle als Mentor des beruflichen Nachwuchses • Lernpsychologie, bezogen auf das praktische Lernen • Anregungen zur methodischen Gestaltung von Anleitungssituationen • Hinweise zur Beurteilung praktischer Schülerleistungen • Lernaufgaben zum Weiterentwickeln
75.	• Mamerow, R., 2015: Praxisanleitung in der Pflege. 5. Auflage, Springer, Heidelberg.	• das eigene Handlungsfeld wahrnehmen • Rollenverständnis • gesetzliche Anforderungen kennen und verwirklichen • Praxisausbildung in den Pflegealltag einbinden • Grundlagen der Pflegepädagogik verstehen und anwenden • prozessorientiert Anleiten • Lernangebote und Anleitungssituationen in unterschiedlichen Praxisfeldern verwirklichen • Qualität praktischer Ausbildung sichern • Objektiv und professionell beurteilen • kompetent Gespräche führen • an praktischen Prüfungen mitwirken
76.	• Mensdorf, B., 2013: Schüleranleitung in der Pflegepraxis. 5. aktualisierte und erweiterte Auflage, Kohlhammer, Stuttgart.	• Hintergrundwissen zu den Themen Lernmodelle und effektive Lernprozesse in der Pflegepraxis • Anleitungsmethoden • Anforderungsschwerpunkte einzelner medizinischer Fachgebiete

		• Kommunikations- und Gesprächsführung • schriftliche Beurteilung und Organisationshilfen • Kompetenzerwerb in der Ausbildung • selbstgesteuertes Lernen • Bedeutung des Coaching und der Rolle als Praxisanleiter • Lernwerkstatt • Schulstation • Rahmenbedingungen und Auswirkungen des Krankenpflegegesetz

77.	• Quernheim, G., 2013: Spielend anleiten und beraten. 4. Auflage, Urban & Fischer Verlag/ Elsevier GmbH.München.	• Grundlagen Lernen und Vermitteln
		   ○ Lernen
		   ○ Lernziele
		   ○ Lerninhalt
		   ○ Methodik
		   ○ Tätigkeitsfeld
		   ○ Berufspolitische Überlegungen
		   ○ Vorbereitung des Anleiters
		• Planung der Anleitung

Anlage 3: Zuordnung der Literaturempfehlungen innerhalb der Module

Modul-einheit	Beschreibung der Moduleinheit	Handlungs-kompetenzen innerhalb der Moduleinheit	Lernergebnisse innerhalb der Moduleinheit	Inhalte der Moduleinheit	Literaturempfehlung zur Erstellung der Lehr-/Lerneinheit (Zuordnung aus Anlage 2)
PA M I ME I Lernen	• allgemeine und persönliche Lernstrategien entwickeln • Reflexion, Dokumentation und Darstellung von Lehr- und Lernergebnissen • Bewertung dieser Lernergebnisse	• eigene Lernvoraussetzungen einschätzen • organisieren und steuern das eigenen Lernen • Lernstrategien • Grundlage wissenschaftlichen Arbeitens • Lernergebnisse geeignet darstellen	• erkennen und optimieren die eigene Lernstrategie. • identifizieren unterschiedliche Lerntechniken zur Selbststeuerung des eigenen Lernens. • stellen formale Kriterien wissenschaftlichen Arbeitens dar und wenden diese bei der Erstellung von Haus- und/oder Facharbeiten an. • erkennen den eigenen Lernbedarf und zeigen Handlungsstrategien auf. • wenden konkrete Arbeits- und Lernmethoden an und analysieren diese. • präsentieren Lernergebnisse anschaulich. • reflektieren ihr eigenes Lernverhalten und bewerten das Lernergebnis kritisch. • verstehen den eigenen Lernprozess und können diesen beurteilen. • entwerfen für den eigenen Lernprozess Handlungsstrategien.	• Lernpsychologie • Lernstrategien • Lernformen • Lernmodelle und Lernhilfen • Lernprozesse • Präsentationsmethoden • Methoden des wissenschaftlichen Arbeitens • Selbst- und Zeitmanagement • Rhetorikseminar	16., 29. 2., 4., 11., 14.,15., 14.,15.,31. 14.,15. 7., 14.,15.,36. 8., 10., 14., 9., 11., 12., 13. 14.,15.
PA M I ME 2 Theoriegeleitet pflegen	• Grundlagen wissenschaftlichen Arbeitens • aktuelle Stand der Pflegewissenschaft • Handlungssicherheit gewinnen	• vertiefen theoretischer Grundlagen hinterfragen Ergebnisse der Pflege- und Bezugswissenschaften • pflegerische Konzepte anwenden	• beschreiben den Aufbau von Studien. • benennen Grundbegriffe der deskriptiven Statistik. • erläutern Kriterien zur Interpretation von Texten. • erläutern den systemischen Ansatz und die konstitutiven Elemente einer Pflegesituation. • stellen Unterschiede von qualitativen und quantitativen Forschungsmethoden sowie Designs dar.	• Forschungsprozesse und Evidence Based Nursing (EBN) • PIKE-Schema als Hilfestellung für das Stellen wissenschaftlicher Fragen • Literaturrecherche	17., 24., 26. 19., 22., 25.,

			Inhalte	Nr.
nen für die Praxis vor dem Hintergrund wissenschaftlicher Erkenntnisse	• Handeln auf wissenschaftliche Erkenntnisse ausrichten	• führen selbstständig eine Literaturrecherche durch. • identifizieren praxisrelevante Fragen, die mit Hilfe der Ergebnisse der Pflege- und Bezugswissenschaften beantwortet werden können. • lesen Studien und übertragen die Erkenntnisse auf das eigene Handlungsfeld.	• Qualitative und quantitative Forschungsdesigns (Methoden zur Datenerfassung, Auswertung, Fehlerquellen, Interpretation der Ergebnisse)	18., 19., 20., 21.,
		• führen bei Patienten geeignete Assessments durch und bewerten die Ergebnisse kritisch.	• Deskriptive Statistik (Maße der zentralen Tendenz, Häufigkeit etc.)	21., 23.,
		• begründen ihr Handeln auf Basis ihrer Expertise in interprofessionellen Teams in Bezug auf fachspezifische Fragestellungen.	• Auswertung und Bewertung von Studien	21., 24,
		• evaluieren ihr berufliches Handeln nach kritischer Prüfung neuer wissenschaftlicher Erkenntnisse.	• Assessments und deren Gütekriterien	21.,
		• beziehen den systemischen Ansatz als Entscheidungsgrundlage zur Auswahl einer Pflegesituation und der Aufbereitung einer Lernsituation mit ein. • sind bereit, sich permanent mit neuen wissenschaftlichen Ergebnissen auseinanderzusetzen und übertragen diese die Ergebnisse in die Praxis.	• Systemischer Ansatz für Pflege	27.
PA M I ME 3 Anleitungsprozesse planen und gestalten	• Voraussetzungen zur Gestaltung von Anleitungsprozesse werden vermittelt • Kenntnisse von Anleitungsmethoden im individuellen Lernprozess	• planen und steuern selbstständig und eigenverantwortlich den praktischen Ausbildungsprozess • Berücksichtigung der Lernsituation der Auszubildenden • ethische Überlegungen als Lernsituation nutzen • Anwendung von Instrumenten zur Kompetenzförderung • reflektieren und dokumentieren den Lehr-/Lernprozess	• beschreiben die Planungsschritte der Anleitung. • skizzieren verschiedene Methoden der Anleitung. • berücksichtigen Aspekte einer positiven Lernatmosphäre für die Anleitungsprozesse. • planen individuell die Anleitungsschritte und wählen Lehrmethoden aus. • begründen die Planungsschritte der Anleitung und führen diese durch. • analysieren die Anleitung und beschreiben diese in allen Teilschritten. • leiten in Pflegesituationen mit ethischen Herausforderungen Handlungsalternativen ab. • sind sensibilisiert für ethische Herausforderungen in der Pflege, vertreten eigene und würdigen andere Standpunkte. • setzen sich mit ethischen Grundprinzipien auseinander und integrieren diese in Lernsituationen. • setzen sich mit ihrer Verantwortung beim Transfer theoretischer Inhalte in die Praxis auseinander.	• Auswahl von Methoden der Anleitung • Organisation der Anleitung • Prozess der Anleitung • Reflektion und Dokumentation der Anleitung • Ethik im Bereich der Pflege • Ethische Herausforderungen der Pflegeberufe • ICN- Code und dessen Bedeutung für das professionell pflegerisches Handeln	31., 32., 36. 36., 31., 30. 32. 31., 29., 33., 34.,35.,
PA M I ME 4 Qualitätsmanagement	• Grundlagen, Instrumente und Maßnahmen des Qualitätsmanagement	• standardisierte Prozesse des Qualitätsmanagement anwenden • Integration von	• benennen die gesetzlichen Grundlagen des Qualitätsmanagements. • skizzieren den Aufbau eines beispielhaft ausgewählten Qualitätsmanagementmodells. • stellen die Bedeutung und den Prozess im Umgang mit Risi-	• Allgemeine und gesetzliche Grundlagen des Qualitätsmanagements • Qualitätsmanagementmodell (z.B. DIN-ISO,	42., 43. 42., 43.

Fortsetzung (Tabelle)

Moduleinheit	Beschreibung der Moduleinheit	Handlungskompetenzen innerhalb der Moduleinheit	Lernergebnisse innerhalb der Moduleinheit	Inhalte der Moduleinheit	Literaturempfehlung zur Erstellung der Lehr-/Lerneinheit (Zuordnung aus Tabelle 2)
ment - Arbeitsabläufe in komplexen Situationen gestalten.	• prozesshafte Handeln in komplexen pflegerischen Situationen • Umgang mit Fehlern und Zwischenfällen	Instrumente zur Sicherung von Qualität in ihr Handeln	ken und Fehlern differenziert dar. • stellen Bezug zwischen ihren eigenen beruflichen Handeln und rechtlicher Grundlagen wie z.B. dem Qualitätssicherungsgesetz her. • identifizieren Risiken und Fehler eines ausgewählten Qualitätsmanagementmodells und tragen zur Verbesserung strategisch bei. • diskutieren die Vor- und Nachteile von Qualitätsmanagement. • beschreiben ihren eigenen Verantwortungsbereich im Rahmen der optimalen Umsetzung des Qualitätsmanagements. • stufen Qualitätssicherungsmaßnahmen als Notwendigkeit für professionelles Handeln ein. • erläutern das Critical Incident Reporting System (CIRS)	EFQM etc.) • Patientensicherheit • Risk-/Fehlermanagement • Qualität in der Pflege • Critical Incident Reporting Systeme (CIRS)	 38., 44. 38., 42, 43.,44. 37., 39., 44. 38.,

Moduleinheit	Beschreibung der Moduleinheit	Handlungskompetenzen innerhalb der Moduleinheit	Lernergebnisse innerhalb der Moduleinheit	Inhalte der Moduleinheit	Literaturempfehlung zur Erstellung der Lehr-/Lerneinheit (Zuordnung aus Tabelle 2)
PA M II ME 1 Die Rolle als Praxisanleiter bewusst wahrnehmen	• Schlüsselfunktion im beruflichen Bildungssystem • unterschiedliche Erwartungen und Anforderungen an Praxisanleiter • Inter- und Intrarollenkonflikte	• Rollenkonflikt wahrnehmen • beobachten und reflektieren eigenes Handeln • Doppelrolle vertreten • wichtigen Stellen	• stellen die Wichtigkeit der Beziehungsgestaltung für die Beratung und Anleitung heraus. • definieren die unterschiedlichen Rollen und Perspektiven in der Beziehungsgestaltung. • benennen unterschiedliche Gesprächstechniken. • wenden diese Gesprächstechniken innerhalb von Spannungssituationen an. • entwickeln aus einem Rollenkonflikt Lösungen.	• Menschenbild • Rollenverständnis und Aufgaben eines Praxisanleiters • Beziehungsgestaltung • Gesprächstechniken	45. 46., 48., 49. 45., 46., 47., 48., 49., 50.,63.,

men	• Ausbildungsorganisation • lernförderliche Beziehung gestalten • Kommunikation	• entwickeln die Bereitschaft, sich aktiv mit ihrer Rolle und den Prozessen der Beziehungsgestaltung auseinanderzusetzen und diese in den beruflichen Alltag zu integrieren. • sind sich der Bedeutung des Beziehungsaspektes im Anleitungsprozess bewusst und gehen respektvoll mit ihrem gegenüber um. • nehmen Stellung zu sich in ihrer Doppelrolle als Praxisanleiter und Pflegender im Team. • äußern ihren eigenen wichtigen Stellenwert im Rahmen der Pflegeausbildung und entwickeln dementsprechend ein Selbstverständnis für die Position und Tätigkeit als Praxisanleiter.	• aus Rollenkonflikten Lösungen entwickeln	46.,47., 50
PA M II ME 2 Anleiten	• strukturelle und gesetzliche Rahmenbedingungen • kommunikative Aspekte • methodisch-didaktische Modelle • beurteilen Lernvoraussetzungen und den Lernbedarf • Rolle des Praxisanleiters umsetzen • Bewältigungsstrategien • rechtliche und formale Rahmenbedingungen	• können die rechtlichen Vorgaben der unterschiedlichen Pflegeausbildungen einschließlich den dazugehörigen Ausbildungs- und Prüfungsverordnungen wiedergeben. • benennen wesentliche Merkmale didaktischer Modelle und deren Relevanz. • integrieren in Anleitungsprozesse die Bedeutung des Zeitmanagements. • unterscheiden zwischen den Systemen der Eigen- und Fremdreflexion. • beherrschen unterschiedliche Methoden der Anleitung und wenden diese im Ausbildungsprozess an. • beziehen bei der Anleitung die Bedürfnisse und den Lernbedarf des Anzuleitenden ein. • planen und gestalten den Lernprozess positiv, indem geeignete teilnehmerorientierte didaktische Modelle ausgewählt werden. • analysieren und beurteilen den Anleitungsprozess. • analysieren den individuellen Lernprozess und leiten geeignete Maßnahmen zur Lernförderung ab. • identifizieren Entwicklungsmöglichkeiten des Anzuleitenden. • stellen sich in ihrem Kommunikationsverhalten auf ihr Gegenüber ein und passen ihre Sprache entsprechend an. • erkennen Konflikte und lösen diese konstruktiv.	• Aufgaben- und Pflichten im Rahmen der Aus- und Weiterbildung, • gesetzliche Rahmenbedingungen • Curriculare Konzepte (Lernfeld, Modul) • Grundlagen (pflege-)didaktischer Modelle • Gestaltung von Anleitungssituationen • Methoden der Anleitung • Feedback • Herausfordernde Anleitungssituationen • Lernberatung • Lernbiographie • Reflexion • Konfliktmanagement	53.,57.,58., 53., 57., 58., 54., 61. 56., 59., 60., 51., 53., 52., 55., 58., 57., 56., 58., 64., 51.,53., 57., 58., 65., 65., 66. 59., 63., 62., 63.,

Inhalte	Kompetenzen – die Teilnehmenden …	Themen	Seiten
	• setzen die gesetzlichen Vorgaben um. • berücksichtigen zeitliche und strukturelle Vorgaben und Ressourcen. • bringen sich in Lehr-Lernprozesse aktiv ein. • bewerten Praxisanleitung stets unter dem Aspekt der Patientenorientierung. • setzen sich mit ihrem pädagogischen/methodischen Freiraum auseinander und zeigen Innovationsbereitschaft im Umgang mit Neuentwicklungen im Pflege- und Ausbildungsalltag. • berücksichtigen unterschiedliche Lernbiographien und stellen sich darauf ein. • setzen sich mit beruflichen Belastungssituationen auseinander.	• Bewältigungsstrategien	62.,
PA M II **ME 3** Beurteilen und bewerten • Beurteilungs- und Bewertungsprozesse • Notenvergabe und deren gesetzliche Rahmenbedingungen • professionelles beurteilen und bewerten • Methoden der Gesprächsführung und Reflexion • Objektivierung von Stärken und Schwächen • Methoden der Prüfungsorganisation • Beurteilungsverfahren	• berücksichtigen Bewältigungsstrategien in ihrem Handeln. • erläutern gesetzliche Grundlagen, die für die Prüfung und Beurteilung relevant sind. • definieren die unterschiedlichen Formen von Leistungskontrollen. • benennen die Vorgehensweise im Rahmen praktischer Prüfungen. • erläutern Kriterien zur Leistungsbeurteilung und -bewertung. • begründen die Problematik der Objektivität im Zusammenhang mit Beurteilung und Bewertung und stellen Beobachtungsfehler dar. • führen Leistungsbeurteilungen, -bewertungen unter Beachtung vorgegebener Kriterien durch. • berücksichtigen bei der Beurteilung und Bewertung den jeweiligen Aus- und Weiterbildungsstand. • reflektieren, dokumentieren und evaluieren Prüfungssituationen. • formulieren und begründen ihre Bewertung/Beurteilung lernförderlich • berücksichtigen kommunikative Settings zum Führen von Vor-, Zwischen- und Abschlussgesprächen • setzen sich mit dem Einfluss der eigenen Person auf die Anleitungs-Prüfungssituation auseinander und handeln stets professionell. • schätzen Fragestellungen im Zusammenhang mit Vergleichbarkeit und Objektivität richtig ein.	• Gesetzliche Grundlagen und Richtlinien zur beruflichen Aus- und Weiterbildung (hier auf Prüfung bezogen) • Grundlagen der Beurteilung • Bewertungskriterien • Bedeutung von Beurteilungs- und Bewertungsprozessen • Beobachtungsfehler • Dokumentation von Anleitungsprozessen und Prüfungen • Organisation und Durchführung von Leistungskontrollen und praktischen Abschlussprüfungen • Vor-, Zwischen- und Abschlussgespräche	68., 69., 70., 71.,75., 76., 70., 71., 75., 76., 77., 70., 71., 73.,74., 75., 70., 71., 73., 74., 75., 73., 67., 74., 75., 76., 77 68., 69., 70., 71.,74., 75., 76., 77., 74., 75., 76., 77.,

Anlage 4: Definitionen weiterer Operatoren[281]

Erläutern	Sachverhalte oder Zusammenhänge auf der Basis von Kenntnissen differenziert und nachvollziehbar darstellen. Anhand von zusätzlichen Informationen und Beispiele können die Sachverhalte und Zusammenhänge veranschaulicht und erklärt werden.
Beispiel	• Erläutern Sie den systemischen Ansatz und die konstitutiven Elemente einer Pflegesituation. • Erläutern Sie das Critical Incident Reporting System.

Analysieren	Sachverhalte und Zusammenhänge kriterienorientiert, systematisch auf bestimmte Fragestellungen hin untersuchen und bewerten. Prägnante Aussagen und Merkmale werden herausgearbeitet.
Beispiel	• Analysieren Sie Herausforderungen für die Pflegeberufe und nehmen Sie dabei Bezug auf den ICN-Kodex.

Planen	Lösungswege oder Konzepte selbstständig entwickeln.
Beispiel	• Planen Sie individuell die Anleitungsschritte und wählen hierfür passende Lehrmethoden aus.

Bewerten	Sachverhalte oder Problemlösungen durch Offenlegung begründeter eigener Wertmaßstäbe vertreten und zu einer begründeten Einschätzung kommen.
Beispiel	• Bewerten Sie ihre Lernergebnisse kritisch.

Beurteilen	Sachverhalte oder Problemlösungen ohne subjektiven Wertebezug zu einer selbstständig begründeten Position, Einschätzung kommen. Fachwissen wird miteinbezogen.
Beispiel	• Beurteilen Sie die Notwendigkeit von wissenschaftlicher Arbeit in Bezug auf Praxisanleitung.

---

[281] vgl. Niedersächsischer Bildungsserver (2016) und vgl. KMK (2012).

Definieren	Kenntnisse zu einem Sachverhalt oder einem Begriff in komprimierter Form darstellen. Der Sachverhalt selber bleibt unkommentiert.
Beispiel	• Definieren Sie die unterschiedlichen Rollen und Perspektiven innerhalb der Beziehungsgestaltung. • Definieren Sie die unterschiedlichen Formen von Leistungskontrollen.

Anwenden	Bekannte Methoden, Theorien etc. auf neue Problemstellungen und in konkreten Situationen in Beziehung setzen.
Beispiel	• Wenden Sie die Gesprächstechnik ... innerhalb von Spannungssituationen an.

Entwickeln	Zu einem Sachverhalt, Thema eigene Gedanken machen und Schlussfolgerungen daraus ziehen.
Beispiel	• Entwickeln Sie Lösungen aus dem vorliegenden Rollenkonflikt.

Die Autorinnen

Melanie Kentenich, M.A., geb. Krzistkowski, geboren 1983, lebt in Bonn. Das Buch „Praxisanleitercurriculum. *Ein* Konzept für alle Bundesländer – Ist das möglich?" diente zur Erlangung des Grades Master of Arts im Rahmen des Masterstudienganges Lehrer/innen Pflege und Gesundheit an der Katholischen Hochschule Nordrhein-Westfalen Köln 2017.

Nach ihrer Berufsausbildung zur Gesundheits- und Kinderkrankenpflegerin absolvierte die Autorin die Praxisanleiterweiterbildung. In dieser Tätigkeit war sie neben ihrer Beschäftigung als Gesundheits- und Kinderkrankenpflegerin viele Jahre auf einer interdisziplinären pädiatrischen Station tätig.

Gudrun Schmitt, M.A., wurde 1964 in Unkel geboren. Das Studium der Pflegepädagogik an der Katholischen Hochschule Nordrhein-Westfalen Köln schloss die Autorin im Jahr 2017 mit dem akademischen Grad Master of Arts erfolgreich ab. Während ihrer langjährigen Berufserfahrung als Krankenschwester sammelte die Autorin umfassende Erfahrungen im Bereich der Praxisanleitung in der Pflege. Die Mitarbeit an der Ausbildung der Pflegeschüler motivierte sie, sich der Thematik des vorliegenden Buches intensiv zu widmen.